HEART nursing 2019年 秋季増刊

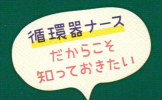

わかる！読める！ケアにつながる！

モニター＆ 12誘導心電図

編集 公益財団法人 心臓血管研究所付属病院 所長
山下武志

編者のことば

　100年以上の歴史をもつ心電図検査は、現代の循環器医療においても、簡便かつ有用で、まさに「きほんのき」といえる検査法です。ただ、100年以上もの長い間にわたって、積み重ねられた知識や情報があまりに膨大なため、心電図を初めて勉強する身になると、「どの程度の知識をわきまえていればよいだろう？　どの程度読めれば十分なのだろう？」と不安になってしまうかもしれません。日本不整脈心電学会では、心電図に興味をもつ幅広い職種の方を対象に、1～4級の心電図検定試験を行っていますが（2019年度が第5回目となります）、毎年予想以上の受検者に恵まれ、多くのナースが参加されています。心電図がわかる、読める、ケアにつながる……それには、さまざまなレベルがあって、一歩一歩経験を積みながらゆっくり深めていくものだからこそ、そのステップを確かめるための検定試験に人気があるのかもしれません。

　本増刊では、このような心電図の基本から、実際の心電図を見ながらの対応までをできるだけくまなく解説し、実践で役立てていただきたいという気持ちから企画しました。そして、本増刊の初めから最後まで一貫性があるようにと、著者はすべて心臓血管研究所付属病院のスタッフ（もしくは元スタッフ）で構成しています。心臓血管研究所は、約60年前に日本で初めて循環器専門の研究機関として設立され、その創設当時から心電図を長く研究してきた歴史があります。そしてその長い歴史のエッセンスが本増刊に詰まっています。

　心電図検定試験で1級に合格し、かつ得点が高ければ、心電図マイスターの称号が授与されます。高い目標にはなりますが、多くの方にこの目標をめざしながら、本増刊を経て、心電図を自分のものにしてもらいたいと願ってやみません。

公益財団法人 心臓血管研究所付属病院　所長

山下武志

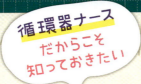

循環器ナースだからこそ知っておきたい

わかる！読める！ケアにつながる！

モニター&12誘導心電図

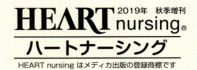

編集　公益財団法人 心臓血管研究所付属病院　所長　山下武志

■編者のことば ——————————————— 3

第1部　まずはここから！心電図が"わかる"基礎知識セミナー

■第1章■ 心電図って心臓の何を見ているの？
公益財団法人 心臓血管研究所付属病院 循環器内科　藤澤友輝

❶ 心臓はどんな働きをしているの？ ——————— 14
❷ 刺激はどんな経路で伝わるの？ ——————— 16
❸ 心臓の動き（興奮）は心電図の波形にどう表れるの？ ——— 18

■第2章■ モニター心電図と12誘導心電図をとってみよう！
公益財団法人 心臓血管研究所付属病院 臨床検査室　葉山恵津子

❶ モニター心電図と12誘導心電図って何が違うの？ ——— 22
❷ モニター心電図をとってみよう！ ——————— 25
❸ 12誘導心電図をとってみよう！ ——————— 30

Contents

第2部 "読める" ようになる！心電図の基本波形セミナー

■第1章■ 各波形で何がわかる？

公益財団法人 心臓血管研究所付属病院 循環器内科 **大塩博子**

❶ モニター&12誘導心電図の読み取りかたを知ろう！ —————— 40

❷ P波で何を読み取れる？ —————— 43

❸ QRS波で何を読み取れる？ —————— 46

❹ STで何を読み取れる？ —————— 50

❺ T波・U波で何を読み取れる？ —————— 52

❻ QT間隔で何を読み取れる？ —————— 54

❼ どんな順番で確認していくと心電図が読める？ —————— 56

■第2章■ 各波形に異常を見つけたら何が起こっている？

公益財団法人 心臓血管研究所付属病院 循環器内科 副医長 **有田卓人**

❶ こんなときにも異常波形は出てしまう！ —————— 60

❷ P波の異常を見つけたら…

ⓐ P波が下向き —————— 63

ⓑ P波の幅が広い —————— 65

ⓒ P波が高い —————— 68

ⓓ PQ間隔が短い —————— 70

ⓔ PQ間隔が長い —————— 73

❸QRS波の異常を見つけたら…

ⓐ異常Q波 —————————————————— 75

ⓑR波が高い —————————————————— 78

ⓒR波が低い —————————————————— 81

ⓓQRS波の移行帯がV_1とV_2 ———————— 83

ⓔQRS波の移行帯がV_5とV_6 ———————— 86

ⓕQRS波の幅が広い ——————————————— 88

ⓖQRS波が早く出る ——————————————— 91

ⓗQRS波のR波よりS波が深い ——————————— 94

❹STの上昇・低下を見つけたら…

ⓐST上昇 ——————————————————— 97

ⓑST低下 ——————————————————— 100

❺T波・U波の異常を見つけたら…

ⓐT波が高い —————————————————— 102

ⓑT波が低い —————————————————— 105

ⓒT波の向きが反対 ——————————————— 107

ⓓU波が高い・向きが反対 ————————————— 110

❻QT間隔の延長・短縮を見つけたら…

ⓐQT間隔が長い ———————————————— 112

ⓑQT間隔が短い ———————————————— 114

Contents

第3部 "ケアにつながる!" 診る看るわかる実践セミナー

■第1章■ 急性心筋梗塞の心電図はどんな変化がある?

公益財団法人 心臓血管研究所付属病院 循環器内科　医長　**嘉納寛人**

❶急性心筋梗塞とは? ———————————————— 120

❷心電図の経時的変化を見ていこう! ———————— 123

❸梗塞部位と心電図がつながるようになろう!

 ⓐ広範前壁梗塞 ————————————————— 126

 ⓑ前壁中隔梗塞 ————————————————— 129

 ⓒ側壁梗塞 ——————————————————— 132

 ⓓ下壁梗塞 ——————————————————— 135

❹右室梗塞だと心電図はどうなるの? ———————— 138

❺治療とケアのポイントを押さえよう!

 ⓐ初期治療 ——————————————————— 141

 ⓑ再灌流治療 —————————————————— 143

 ⓒ合併症治療 —————————————————— 145

■第2章■ ペースメーカーの有無で心電図は何が違う?

公益財団法人 心臓血管研究所付属病院 循環器内科　大井田充範

❶ペースメーカーの仕組みとモードの意味・種類を押さえよう! ── 150

❷ペースメーカーモードとその心電図波形の特徴は何だろう? ── 153

❸ペースメーカー不全の場合、心電図はどうなるの? ── 156

■第3章■ この心電図はドクターコール!!

公益財団法人 心臓血管研究所付属病院 循環器内科　八木直治

❶心室細動(VF) ── 160

❷心室頻拍(VT) ── 164

❸完全房室ブロック ── 169

❹Torsades de Pointes(TdP) ── 173

❺偽性心室頻拍 ── 176

❻頻脈性心房細動 ── 180

❼発作性上室頻拍(PSVT) ── 184

❽洞不全症候群(SSS) ── 188

Contents

■第4章■ この心電図は経過観察orアセスメント

日本大学 医学部内科学系循環器内科学分野　**新井 陸**

❶ 洞頻脈 ————————————————————— 192

❷ 洞徐脈 ————————————————————— 194

❸ 心房細動（AF） ————————————————— 197

❹ 心房粗動（AFL） ———————————————— 200

❺ 上室期外収縮（PAC） ————————————— 203

❻ 心室期外収縮（PVC） ————————————— 207

❼ 1度房室ブロック ——————————————— 210

❽ 2度房室ブロック（ウェンケバッハ型） ———— 212

❾ 2度房室ブロック（モビッツII型） —————— 215

❿ 2：1房室ブロック ——————————————— 218

⓫ ブルガダ症候群（coved型type1/saddle back型type2） ——— 220

⓬ （後天性）QT延長症候群（たこつぼ心筋症） ——— 224

■索引 ——————————————————————— 228

表紙・本文デザイン：安楽麻衣子　　表紙・本文イラスト：八代映子

第1部

まずはここから！
心電図が"わかる"
基礎知識セミナー

心電図って心臓の何を見ているの? 第1章

公益財団法人 心臓血管研究所付属病院 循環器内科
藤澤友輝

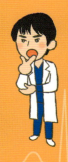

❶ 心臓はどんな働きをしているの？

イラストでスッキリわかる！
心臓の働き

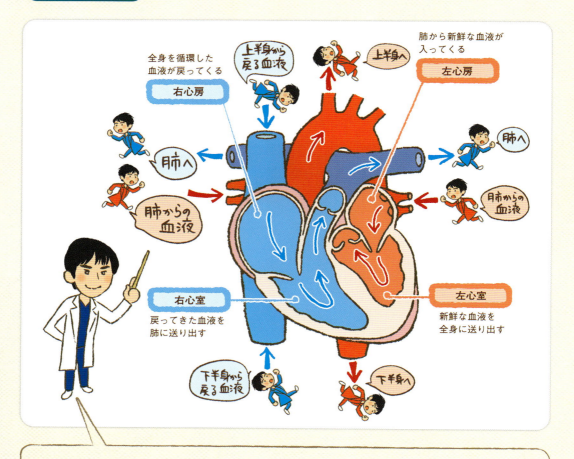

● **心臓はポンプのような働き！**

　心臓は全体が筋肉でできており、身体の血液を循環させるポンプのような働きをしています。血液を循環させることで栄養素や酸素を各臓器に供給し、老廃物や二酸化炭素を回収します。

　1分間に60〜80回、1日に約10万回拍動しており、基本的に勝手に止まることはありません。1回あたりの心拍出量は50〜100mLであり、1日に約8tの血液を循環させています。大きさは握りこぶしほどですが、本人の意思にかかわらず24時間365日、1秒たりとも休まず、生命を維持するために活動しています。

心電図って心臓の何を見ているの？　第1章

血液の流れ

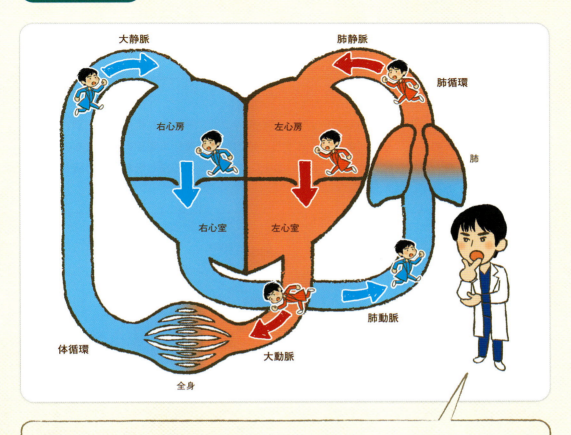

●**血液はこのように流れている！**

　心臓は左右上下に部屋が4分割されて存在しており、それぞれの部屋に隔壁があり、逆流防止弁がついています。右側の部屋は上から右心房、右心室といわれ、身体から血液が戻ってくる部屋であり、使用済みの血液が流れています。左側の部屋は上から左心房、左心室といわれ、心臓から身体に送り出すための新鮮な血液が流れています。

　このなかでも最も重要な部屋は左心室であり、血液が心臓から身体に出ていく最後の部屋です。身体に必要な血液を送るため、最も心筋が厚く、パワーが出せるように作られています。

　左心室を出た血液は身体を巡り、栄養や酸素を行き渡らせてから心臓に戻ってきます。これを体循環といいます。一方、右心室を出た血液は肺に到達し、不要な二酸化炭素と必要な酸素を交換した後、心臓に戻ってきます。これを肺循環といいます。

❷ 刺激はどんな経路で伝わるの？

イラストでスッキリわかる！ 刺激伝導系

● 心臓は電気のようなもの！

　心臓は電気興奮によって収縮しています。右心房の上部に洞（房）結節という刺激開始となるスイッチのようなものがあり、そこから心筋内を走っている電線のようなものを通って順番に心房、房室結節、ヒス束、右脚・左脚、プルキンエ線維と伝わり、心臓を興奮させるようにできています。

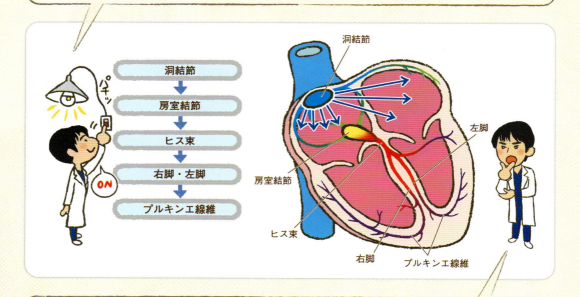

● 興奮はどのように伝わっていく？

　まず、洞結節が興奮すると心房に伝わり、心房が収縮することで心室に血液を送り込みます。続いて興奮する房室結節は心房と心室の間にあり、電気信号のゲートのような役割をもっています。

　心房から心室に興奮がすぐに伝わると、血液を心室内に充満させることができないまま収縮してしまい、効率が悪くなります。そこで房室結節で興奮の伝導を遅らせることで心室内に十分に血液を充満させてから心室が収縮するようにしています。

心電図って心臓の何を見ているの？　第1章

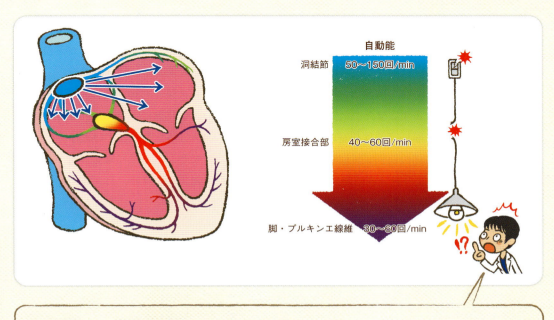

●自動能という安全装置あり！
　また、このスイッチ（洞結節）や電線（房室結節、ヒス束、脚）が何らかの原因で不具合を起こした場合、突然脈を打たなくなってしまいます。スイッチが壊れれば洞不全症候群、電線が断裂すれば房室ブロックという病名になりますが、急に心臓が止まると困るので、心臓には自動能という安全装置がついており、上から電気が降りてこなければ下の電線部分が勝手に興奮することができるようになっています。

3 心臓の動き（興奮）は心電図の波形にどう表れるの？

心臓と心電図波形の関係

●P波、QRS波、T波は何を表している？

　心電図には大きく分けてP波、QRS波、T波という3つの山があります。これらが三位一体となり、一定のリズムかつ正常な速さで拍動することを正常洞調律といいます。

　前述したように心臓の興奮は洞結節、心房、房室結節、ヒス束、右脚・左脚、プルキンエ線維へと伝わります。また、P波は心房の興奮（脱分極）、QRS波は心室（プルキンエ線維）の興奮（脱分極）、T波は心室の興奮が元に戻るとき（再分極）を表しています。

　洞結節や房室結節の電位は微弱すぎて心電図ではわかりません。つまり電気刺激が流れる場所によってP波の前（洞結節）→P波（心房）→PQの間（房室結節、ヒス束）→QRS波（心室の脱分極）→T波（心室の再分極）と一致します。

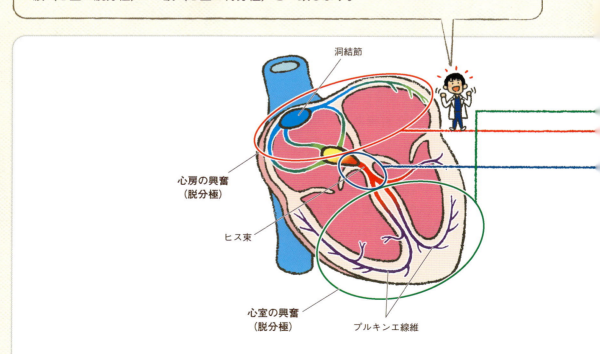

心電図って心臓の何を見ているの？　第1章

● もう少し詳しく見ていこう！

　P波の前半分は右心房を、後ろ半分は左心房の興奮を示しています。見方によって上向き、下向き、二峰性などいろいろです。

　QRS波はP波に続く最初の陰性成分をQ波、次の陽性成分をR波、その後の陰性成分をS波とよびます。見方によってはQ波がなかったり、R波がないQSパターンに見えたりします。

　T波も上向き、下向き、平坦などさまざまな形があります。場合によってはT波の後にU波が見える人もいます。

　各波形は第2部で詳しく解説します。

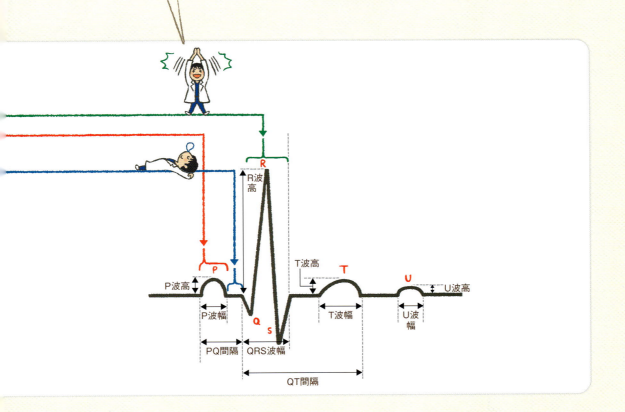

MEMO

第2章
モニター心電図と12誘導心電図をとってみよう！

公益財団法人 心臓血管研究所付属病院 臨床検査室
葉山恵津子

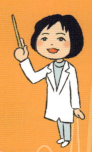

① モニター心電図と12誘導心電図って何が違うの？

　モニター心電図と12誘導心電図はずいぶん違うように思ってしまいますが、基本は同じです。12誘導心電図はその名の通り、12個の誘導で心電図を記録しています 図1 。つまり、「12方向の視点から心臓を見る」ということです。モニター心電図はこのうち1つの誘導を選んで記録しているというだけです[1]。

モニター心電図の得意なことは？

　心臓の状態を監視するのがモニター心電図です 図2 。モニター心電図から患者さんの血行動態の変化を予測できます。つまり、「心臓がきちんと動いていること＝P波とQRS波が規則的に出現し、その心拍数が適切であること」をモニターすることになります。それは、重要な不整脈の出現や心拍数を見逃さないことにつながります。

　無線テレメトリーで、心電図波形をナースステーションやベッドサイドにあるモニターに送信し、オンタイムで心電図を観察でき、不整脈を感知するとアラーム音が鳴るため、異常に早く気づくことができます。

モニター心電図の不得意なことは？

　狭心症などの虚血性変化は心電図のST-T部分でわかりますが、1誘導しかないモニター心電図でそれをとらえることは難しいです。

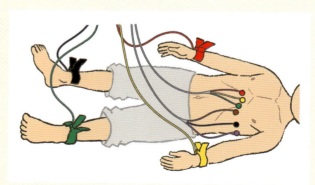

図1　12誘導心電図

モニター心電図と12誘導心電図をとってみよう！ 第2章

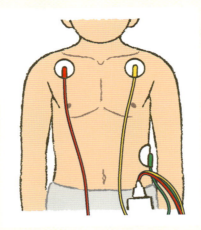

図2 モニター心電図

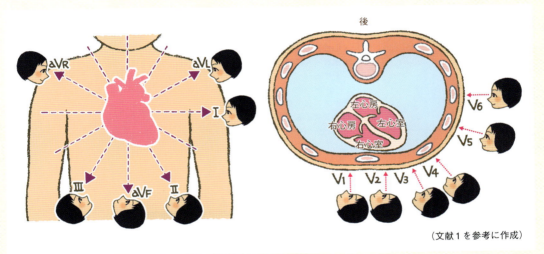

図3 12誘導心電図は12方向の視点から心臓を見ている

（文献1を参考に作成）

12誘導心電図が必要になるのはどんなとき？

　12誘導心電図は、12方向の視点から心臓を見ることになるので、心臓の状態を事細かに判断することができます 図3 [1]。患者さんが胸痛や動悸などの胸部症状を訴えたとき、心臓にどこかおかしいところはないかを確認するために必要になります。
　狭心症や心筋梗塞を代表とする虚血性心疾患の心電図変化（ST-T変化）を確認するのに必要です。また、不整脈が出現しているときは、発生部位を推定する

表1 モニター心電図と12誘導心電図の比較一覧

	モニター心電図	12誘導心電図
付ける電極の数	3個	10個
誘導数	1誘導	12誘導
双極誘導？ 単極誘導？	双極誘導	双極誘導と単極誘導
取り付け時の体勢	仰臥位・坐位・立位 どの体勢でも装着できる	通常は仰臥位
電極を装着中、患者さんは動けるか	動ける	動けない
持続的な記録が可能か	可能	通常、10秒間
どんなときに必要か	心臓の状態を連続で監視したいとき	胸痛や動悸などの胸部症状出現時
確認すべきこと・わかること	・重要な不整脈の出現 ・心拍数の変化 ・患者さんの急激な変化を早くキャッチする	・心筋虚血の心電図変化 　（ST-T変化） ・部位診断（ST上昇時） ・不整脈の発生部位の推定
監視できる場所	ナースステーション ベッドサイド（ICUなど）	ベッドサイド

ことができます。

モニター心電図と12誘導心電図はこう違う！

モニター心電図と12誘導心電図の比較を一覧表にまとめてみました。違いを確認しましょう！ 表1

2 モニター心電図をとってみよう！

　入院中の患者さん全員にモニター心電図を装着するわけではありません。なぜ、モニター心電図を装着することになったのかを確認しましょう。
　患者さんの現病歴を確認するのはもちろんですが、12誘導心電図から心臓の情報を確認し、今後どのようなことが起こりうるかを予測することが大切です。そのうえで、どこにモニター心電図を装着するのかを考えましょう。

モニター心電図は胸部のどこに貼るの？

　まずは一般的に装着する部位から確認しましょう。
　モニター心電図を装着する部位は、通常は陽極（緑色）を左の肋骨下部、陰極（赤色）を右鎖骨下、アース（黄色）を左鎖骨下に付けます 図1[2]。
　心臓は胸の中心部よりやや左側にあり、心臓の電気信号は右上から左下の方向に起こるので、通常の電極装着位置はこの原理にのっとっています。この位置でとれる波形は12誘導心電図のⅡ誘導に近い波形になり、通常はP波、QRS波、T波がすべて陽性になります。「心臓がきちんと動いていること＝P波とQRS波が規則的に出現し、その心拍数が適切であること」をモニターするのに適してい

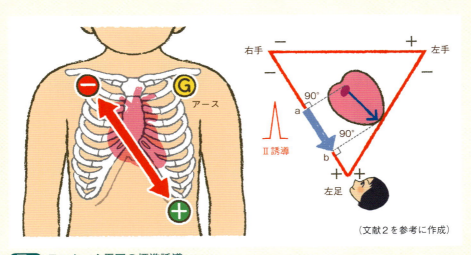

図1　モニター心電図の標準誘導
緑：陽極を左の肋骨下部、赤：陰極を右鎖骨下、黄：アースを左鎖骨下に付ける。
心臓は胸の中心部よりやや左側にあり、心臓の電気信号は右上から左下の方向に起こる。12誘導心電図のⅡ誘導に近い波形になる（アースはどこに装着してもよい。平らな安定している位置がよい）。

表1 代表的な装着場所（貼付位置は **図2** を参照）

誘導名	陽極	陰極	類似誘導	長所	短所
NASA	胸骨下端	胸骨柄	V_1またはaV_F	• P波の認識良好 • 体動による基線の動揺や筋電図の混入が少ない • 不整脈の分析によい	• 体位・個人差による波形変化が大きい
CM2	V_2	胸骨柄	V_2またはaV_F	• アーチファクトが少ない • 不整脈の分析によい	• 波形が小さい
CS2	V_2	鎖骨下	V_2	• P波の認識良好 • 不整脈の分析によい	• 筋電図が入りやすい
CM5	V_5	胸骨柄	V_5	• 波形が大きい • 虚血の検出力に優れる	• 偽性ST低下がみられやすい
CC5	V_5	V_{5R}	V_5	• V_5との近似性に優れる • 体位の影響が少ない	• 呼吸による基線変動が大きい

るのです。しかし、個人差があるため、また心臓や肺に疾患があれば、通常の装着位置ではP波が確認しにくい、QRS波が小さいこともあるので、この位置にこだわる必要はないのです。

最近は電子カルテですぐに12誘導心電図を確認できるので、まず12誘導心電図の波形からどの誘導がP波、QRS波がわかりやすいかを確認するようにしましょう。

代表的な装着場所を一覧表に示します **表1、図2** [3]。

■P波が見やすい誘導

陽極はV_1またはV_2の位置に装着、陰極はまずは筋電図が入りにくい胸骨柄に装着してみましょう。波高が小さい、あるいはV_1またはV_2の波形に類似していない場合は、左鎖骨遠位端に装着すると、V_1またはV_2の波形に近づきます。

V_1やV_2はP波が見やすく、不整脈をモニターしたいときに適した誘導です **図3** [3]。

■ST変化が見やすい誘導

陽極をV_5の位置に装着、陰極は筋電図の入りにくい胸骨柄に装着してみましょう。V_5は心筋梗塞や狭心症などの心筋虚血のモニターに適しています。

■Ⅱ誘導の波高が小さい12誘導心電図を見たら、モニター心電図はどこに装着する？ **図4**

Ⅱ誘導の波高が小さいので、心尖部に近いV_5の位置付近に、陽極に装着するCM5誘導にすれば波高の大きい波形が得られるでしょう。電極の色と位置を確

モニター心電図と12誘導心電図をとってみよう！　第2章

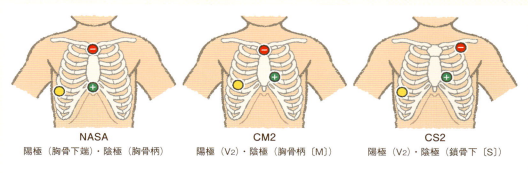

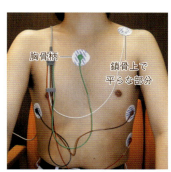

陰極は図にあるような「胸骨柄」や「鎖骨上で平らな部分」に装着すると筋電図が入りにくい
＊鎖骨下と一般的に記載されているが、実際は鎖骨上で平らな部分の方が安定し、筋電図も入りにくい

（文献3より転載）

図2　代表的な誘導（装着位置）

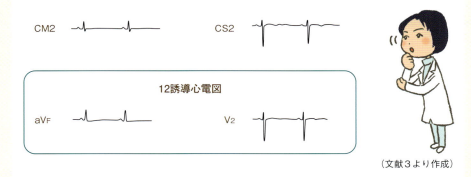

（文献3より作成）

図3　V₂の位置にモニターを装着したいとき
陰極を胸骨柄に装着（CM2誘導）した場合、V₂の波形に似ず、aVFに類似した波形になり、波高が小さいことがある。その場合は、陰極を左鎖骨遠位端（鎖骨上で平らな部分）に装着するとV₂に類似した波形（CS2誘導）になる。

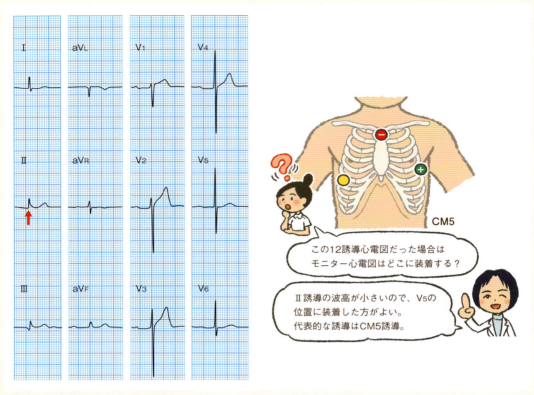

図4 Ⅱ誘導の波高が小さい場合のモニター心電図の装着部位

認しましょう。

きれいなモニター心電図を送信し続けるためにできること

■皮膚の汚れや皮脂を取り除く

　アルコール綿で皮膚を拭き、皮膚の汚れや皮脂を取り除きましょう。前後左右いろいろな方向から拭き、電極を貼る部分がやや赤くなる程度にこすりましょう。

　しかし、皮膚の弱い患者さんやアルコール綿が使えない患者さん、また皮膚が乾燥する時期や患者さんが乾燥肌の場合は、アルコール綿ではなく、蒸しタオルやノンアルコールタイプのウェットティッシュなどで拭きましょう。

■乾燥肌の患者さんにひと工夫

　電極側にペースト（カルジオクリーム）を薄く塗ってから電極を付けると、波形がきれいにとれます。

モニター心電図と12誘導心電図をとってみよう！　第2章

■胸毛の多い患者さんは剃毛を

　胸毛を避けた位置に電極を貼れない場合は、剃毛させてもらいましょう。胸毛がある場所に装着すると電極が浮いてしまったり、すぐに剝がれてしまったり、記録不良の原因になります。

■汗をかきやすい患者さんはしっかり拭こう

　アルコール綿でしっかり皮膚を拭き、皮膚が乾いている状態で電極を貼れば、汗をかいても剝がれにくくなります。手の甲で患者さんの皮膚に軽く触れ、ベタベタしていないかを確認してから電極を貼りましょう。

■1日1回は貼り替えよう

　モニター心電図は何日もとり続けることが多く、電極を貼り続けることで患者さんがかゆみを訴えたり、汗をかいて記録が汚くなったりします。1日1回は患者さんの皮膚の状態を確認し、できれば電極を貼り替えて、電極を貼り替えるときは位置を少しずらし、皮膚かぶれを予防しましょう。

●大事なポイントはここ！

　代表的な装着位置を示しましたが、モニター心電図の装着位置は12誘導心電図ほど正確でなくても大丈夫です。見やすい心電図を長時間モニターできる安定した位置に電極を付けましょう！

③ 12誘導心電図をとってみよう！

12誘導心電図はp.23の **図3**[1] で示したように、12方向の視点から心臓の状態を事細かに判断するためにとる心電図です。立体である心臓の電気の流れの情報を、前額面（上下左右の方向）からと、水平面（前後の方向）から得ている心電図です。

12誘導心電図にはどんな誘導があるの？ 何を見ているの？

■前額面の誘導

心臓の上下左右の目安となる手首と足首に電極を付けて、それぞれの場所をマイナス電極やプラス電極に付け替えて心電図をとると、上下左右方向からの電位をとることができます。四肢に電極を装着するので四肢誘導とよんでいます。6つの視点から心電図を記録しています **表1、図1**。

心臓の電気の流れは右上から左下の方向に起こるので、四肢誘導のなかで重要な誘導は、Ⅰ・Ⅱです。Ⅱが心臓の軸に一番近い誘導です。

■水平面の誘導

水平面とは、心臓のところで身体を輪切りにしたイメージです **表2、図2**。本来であれば、ぐるりと背中まで電極を付けたいところですが、心電図は仰臥位で記録します。付けづらい心臓の後ろ側には電極を付けていません。前から左横にかけて6つの電極を付けて、この6つの視点から心電図を記録するのが胸部誘導です。

表1 四肢誘導の電極位置と反映部位

四肢誘導	電極位置	反映部位
Ⅰ	右手（−）左手（＋）の電位差	左室側壁
Ⅱ	右手（−）左足（＋）の電位差	心室下壁
Ⅲ	左手（−）左足（＋）の電位差	心室下壁
aV_R	左手・左足の結合電極（−）と右手（＋）の電位差	左室心基部・左室心内膜部
aV_L	右手・左足の結合電極（−）と左手（＋）の電位差	左室側壁
aV_F	右手・左手の結合電極（−）と左足（＋）の電位差	心室下壁

30 HEART nursing 2019 秋季増刊

モニター心電図と12誘導心電図をとってみよう！　第2章

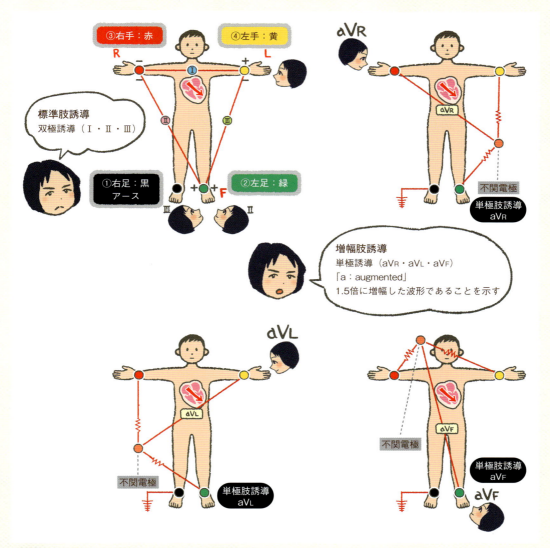

図1　四肢誘導（6誘導）の観察方向と装着部位

　心電図は、電気興奮が向かってくると大きな上向きの波形になります。胸部誘導では少しずつずらして記録しているので、V_1からV_5へと徐々に少しずつ波形が変化します。胸部誘導ではこの連続的な変化が重要です。

■12誘導心電図を理解するには？
　12誘導心電図の正常の波形とはどんな波形なのかを、まず知ることが大切です 図3 [4]。
　12誘導心電図が、どの方向から心臓を観察しているのかを知ることは大切で

表2 胸部誘導の電極位置と反映部位

誘導の種類	端子の色	装着部位	反映部位
V₁	赤色	第4肋間胸骨右縁	右心室〜心室中隔
V₂	黄色	第4肋間胸骨左縁	
V₃	緑色	V₂とV₄の結合線の中点	心室中隔〜左室前壁
V₄	茶色	左鎖骨中線と第5肋間の交点	
V₅	黒色	V₄の高さの水平線と前腋窩線との交点	左室側壁
V₆	紫色	V₄の高さの水平線と中腋窩線との交点	

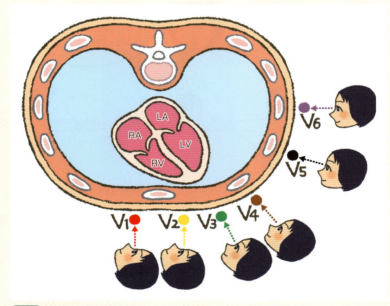

図2 胸部誘導（単極誘導）の装着部位（V₁〜V₆）
- V₁とV₂は右心室〜心室中隔：筋肉量が比較的少ない場所
- V₃〜V₄が心室中隔〜左室前壁の位置に相当する
- V₄〜V₅はちょうど心臓の先（心尖部）：心臓の電気方向が向かってくる方向で筋肉量が多い場所
- V₆は左室側壁の位置に相当する

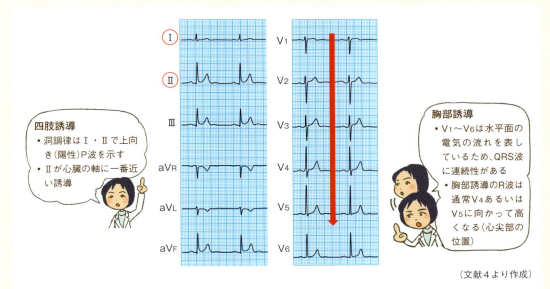

図3 正常心電図

すが、12個の波形すべてが重要ではありません。四肢誘導であればⅠとⅡをまず確認する、胸部誘導は波形に連続性があることを確認するようにしましょう。

胸痛など胸の症状があったときに、心電図をとることで波形の変化をとらえることができます。心筋梗塞や狭心症などの虚血性心疾患はST-T部分の変化でとらえることができます。ただ、心筋梗塞の部位診断で力を発揮する12誘導心電図ですが、心室後壁を直接反映する背中側には電極を付けていないことを忘れないようにしましょう。

また、最近はaVRでSTが上昇している場合、左室心基部の貫壁性虚血を反映する可能性があるといわれています[5]。

実際に電極を付けて記録の手順を確認しよう

病室で心電図をとることを想定して、電極を付ける手順を確認していきましょう。服から胸部を出す検査です。周りから見えないようにカーテンを閉めるなどの配慮も忘れないようにしましょう。

■患者さんにベッドに仰向けに寝てもらう（上半身・手首・足首は素肌が見えるように）

患者さんの左側から電極を装着できる位置に心電計を持ってきましょう。手首・足首にクリップ電極、胸部には吸盤電極を付ける手順を見ていきます。

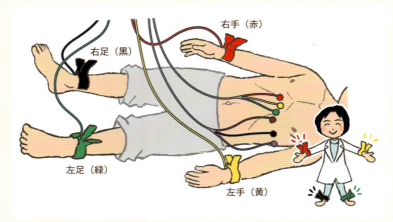

図4 四肢誘導の取り付け手順

- 心電図をとる体勢は、仰臥位が基本。
- 素肌に電極を取り付ける必要があるため、上半身はできれば脱いでもらい、手首と足首も素肌が出るようにする。左脇を少し開けるようにすると胸部誘導の電極が付けやすい。
- 検査者は患者さんの左側から電極を付けよう。
- 四肢誘導は付け間違えを防ぐために右足（黒）⇒左足（緑）⇒右手（赤）⇒左手（黄）の順に付けよう。

■四肢誘導を付ける 図4

　右足（黒）⇒左足（緑）⇒右手（赤）⇒左手（黄）の順に電極（クリップ）を挟みます。その際に、ペースト（カルジオクリーム）を皮膚に薄く塗り込みます。ペーストは装着する足首の内側に薄く塗りこむ、または電極の金属部分にペーストを塗ってもよいです。

■胸部誘導を付ける 図5

　「第4肋間」を正しく探しましょう。鎖骨と鎖骨のあいだのくぼんだ部分から下に胸骨があります。胸骨柄を触りながら下へずらすと胸骨の盛り上がった部分（胸骨角）があります。その盛り上がった部分に第2肋骨がついています。その下のくぼみが第2肋間となり、ここから2つめのくぼみが第4肋間になります。

　体型によっては第4肋間がわかりにくいことがありますが、第1肋間と第2肋間の間隔をそのまま下へずらしていくのも1つの方法です。V_1→V_2→V_4→V_3→V_5→V_6の順に付けます。

　初めにペーストを付けて場所をわかるようにしておくのもよいでしょう。V_4が乳首の位置より上になることはまずありません。

■心電計に表示される画面で心電図の波形を確認する

　筋電図が入っていたら、枕の位置を変えたり、リラックスしてもらえるように

モニター心電図と12誘導心電図をとってみよう！　第2章

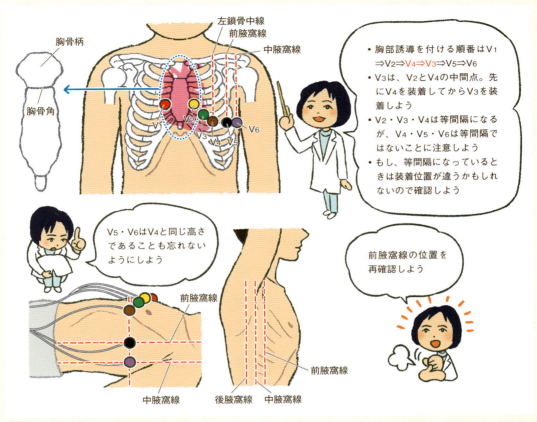

図5　胸部誘導の装着部位

軽く両肩を揺らしてみたりするといいでしょう。女性の場合は電極を付けた後に、胸を覆うように患者着やタオルをかけることで緊張がほぐれます。

● 大事なポイントはここ！

　胸痛など胸の症状があったときにすばやく12誘導心電図がとれるように、時間に余裕があるときに電極の付けかたをしっかり確認しておきましょう。

■ 第1部第2章 引用・参考文献 ■

1) 山下武志. "なぜ12誘導心電図なんだろう？". ナース・研修医のための心電図が好きになる！東京, 南江堂, 2004, 70-5.
2) 山下武志. "心電図って？～一歩踏み出す前に～". ナースのための心電図初歩の初歩. 東京, 南江堂, 2008, 10-4.
3) 葉山恵津子. ホルター心電図できれいな波形をとる工夫. 検査と技術. 41 (13), 2013, 1259-63.
4) 葉山恵津子ほか. 心電図との向き合い方. 検査と技術. 45 (9), 2017, 901-7.
5) 小菅雅美. "aV$_R$誘導のST上昇". 心電図で見方が変わる急性冠症候群. 木村一雄監. 東京, 文光堂, 2015, 63-4.
6) 山下武志. "モニター心電図を記録するとき". 前掲書1), 2-7.
7) 古川哲史. 電極はどう付けたらいいの？：電極の位置と誘導を押さえる. HEART nursing. 30 (6), 2017, 10-2.
8) 岩崎雄樹. 12誘導心電図をなぜとるの？HEART nursing. 31 (7), 2018, 10-1.
9) 安喰恒輔. "記録器の扱い方と装着から記録まで". ビギナーからエキスパートまでのホルター心電図パーフェクト. 東京, 中山書店, 2006, 32-3.
10) 輿水智美. 12誘導心電図の見方を理解しよう！：どの方向から何をみている？月刊ナーシング. 32 (8), 2012, 14-8.
11) 葉山恵津子. 正しい電極の付け方は？12誘導心電図は心臓をどこからどう見ているの？前掲書8), 12-7.
12) 古川哲史. "心電図の基本". しくみからマスターするDr.フルカワの心電図の読み方. 東京, 総合医学社, 2017, 11.

第2部

"読める"ようになる！心電図の基本波形セミナー

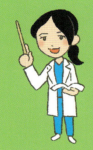

各波形で何がわかる? 第1章

公益財団法人 心臓血管研究所付属病院 循環器内科
大塩博子

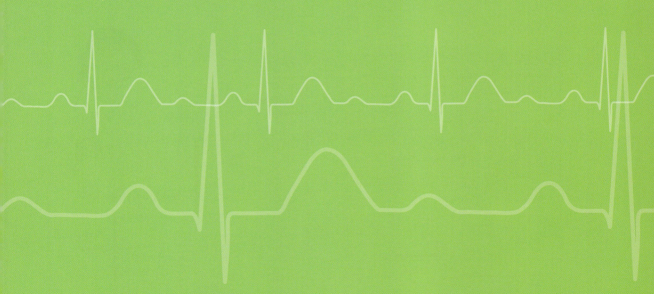

① モニター&12誘導心電図の読み取りかたを知ろう！

目盛りは何を表す？

　心電図の記録は横軸が時間、縦軸が電位の大きさを表しており、まず初めにこの値を把握しておくことが重要です。同じ波形であっても、キャリブレーションの値が変わると大きく意味が異なってきます。

　基本的には心電図の左下に「25mm/s」「10mm/mV」と表されていますが、「25mm/s」とは1秒間に25mmの速さで心電図の記録紙が進むという意味であり、「10mm/mV」とは電位1mVを10mmで表記しているという意味になります。つまり方眼紙の小さなマス目1個分について、横軸の1マス＝1mmが0.04秒、縦軸の1マス＝1mmが0.1mVを表しているのです 図1 。

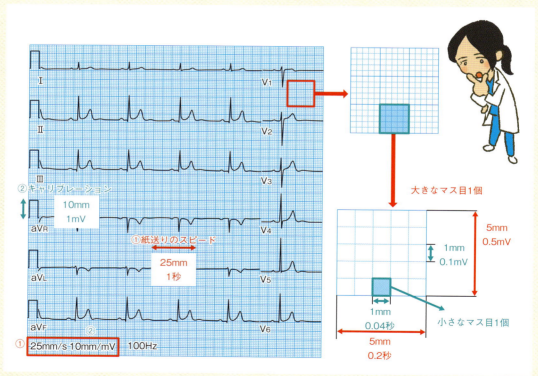

図1 記録紙のマス目は心電図を記録する際の約束ごと

各波形で何がわかる？　第1章

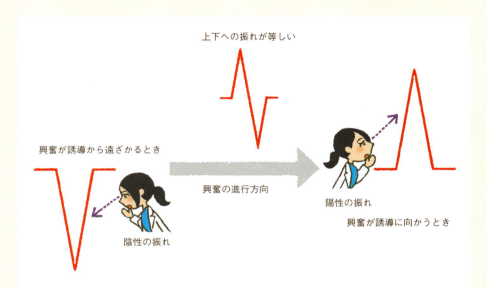

図2　心電図の振れの極性は電流の進む方向に依存する
興奮が誘導を通り過ぎるとき、陽性の振れから陰性の振れとなる。

心拍数はどう計算する？

　これらを踏まえて、マス目を数えることで心拍数を計算することができます。心拍数は1分間＝60秒間の心臓の拍動数です。
　記録紙上のマス目の数に直すと、1マスが0.04秒なので、1分は1,500マス分となります。そこでQRS波間の間隔を計れば「1,500÷QRS波間のマス目の数＝心拍数」と、簡単に計算することができます。

波形の高さは何を表す？

　また、各波形の高さは上向きが測定方向へ向かってくる電位、下向きが遠ざかる電位を表しています 図2 。12誘導心電図では、各誘導でのベクトル＝電位の向きを考えることで、電位の起源や伝導の異常について考察することができます。
　例えばP波の極性が各誘導で異なるのも、aV_R方向から確認すると遠ざかっていく方向に電流が進むのに対し、Ⅱでは向かってくる方向に電流が進むためです 図3 。
　また、心筋梗塞のケースを考えましょう。前壁にダメージがある場合、心臓の前方向にあたるV_1〜V_4において急性期にST変化を認めたり、その後Q波を認めたりします。下壁梗塞の場合は、こういった変化が心臓の下方向にあたるⅡ・

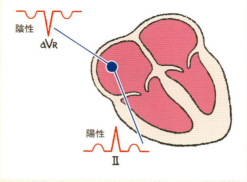

図3 P波の極性は誘導によって異なる

Ⅲ・aV_Fに現れることになります。
　各波形の詳細については後述の各項をご参照ください。

2 P波で何を読み取れる？

🕐 1分でわかるP波とは？

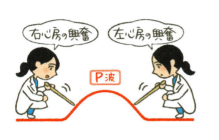
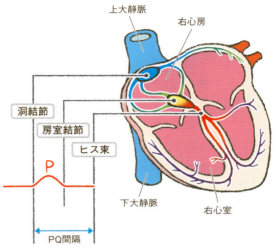

　P波は心房の興奮を表しており、正常な波形では刺激伝導系のなかの洞結節の興奮から心房興奮の終わりまでを見ていることになります。しかし、P波が存在するからといって、常に正常な洞調律だとは限りません。
　P波の前半は右房成分、後半は左房成分から成り立っています。

じっくり P波を見ていこう！

　P波を確認する際には、以下の3つのポイントに注意しましょう。

ポイント1 調律はどうなっている？

　まずはP波の調律＝リズムについてです。
　本来、正常なP波は洞結節の興奮を表しており、周期性が高いためP波同士の間隔はだいたい一定となるはずです。ただし、若年者においては呼吸と連動してP波の間隔が変動する洞不整脈もしばしば認めます。P波を認めない場合というのは、「まったくない場合」と「時々P波が抜ける場合」に大別されます。

■P波がまったくない場合

　P波がまったくないとき、「心房の興奮が正常に伝達せずP波が消失している場合」と、「本当はあるものの、ただ見えにくくなっている場合」があります。

　前者に関しては、最も頻度が高いものとして心房細動が挙げられます。これは多源性に心房の興奮が起こり、P波を認めない代わりに不規則な低電位の揺れ（細動波＝f波）を認めます。

　後者の場合としては、洞頻脈でT波の成分とP波が重なってしまっている場合があります。また心房粗動の場合も、心房の調律が非常に速く、鋸歯状の粗動波（F波）が記録されるため通常のP波成分は認めません。

■P波が時々抜ける場合

　心臓のペースメーカーとしての機能が落ちている状況です。

　具体的には、洞結節が興奮しない洞停止や、洞結節の興奮が心房に伝わらない洞房ブロックなどが挙げられます。これらが長期間続いた場合、P波をまったく認めなくなることもあります。

ポイント2　形はどうなっている？

　続いて、P波の高さや幅に着目します。

　正常なP波の高さは≦0.25mVです。電位の大きい先鋭なP波は右房拡大を示唆しており、P波の前半部分が増大します。

　また、正常な幅は0.12秒以下、つまり3マス分になります。左房拡大の際はP波の後半部分が延長する所見を認めます。肺性P波は一般的には右房負荷・左房負荷所見に乏しく、心臓が立位になっていること（滴状心）を反映しているため、Ⅱ・Ⅲ・aV$_F$などの下向きの誘導において陽性成分が増大することとなります 図1 。

ポイント3　起源はどこ？

　最後に、P波の極性に着目します。

　通常、aV$_R$以外の誘導ではP波は陽性の極性をもちます。まれにV$_1$で陰性P波を認めることもありますが、二相性にとどまることが多いです。

　陰性P波を認めた場合は、まず電極の付け間違いがないかを確認しましょう。電極の位置が正しければ、X線画像から右胸心でないかを確認しましょう。

　いずれも違う場合は、異常な心房興奮であると考えられます。逆行性の興奮が陰性P波として表れており、原因としては心房期外収縮、房室接合部調律（異所性心房調律）、心室頻拍や心室期外収縮の逆伝導などが考えられます。

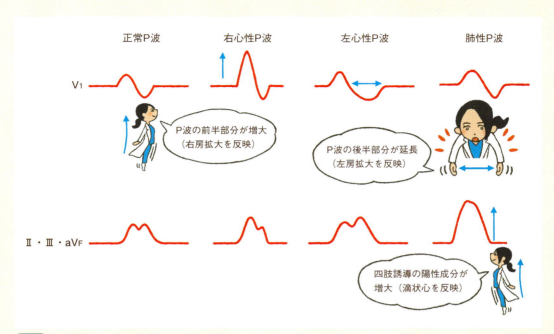

図1 さまざまなP波の形

③ QRS波で何を読み取れる？

1分でわかるQRS波とは？

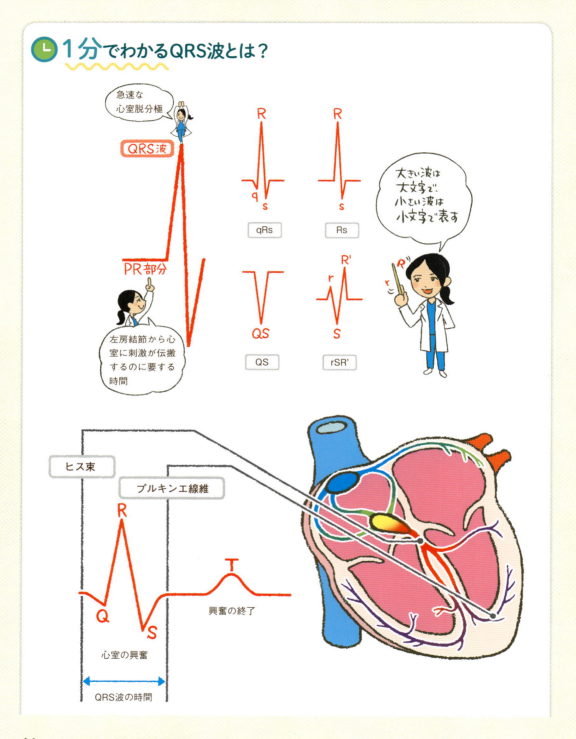

各波形で何がわかる？　第1章

QRS波は心室筋の脱分極、すなわち心室の興奮を表しています。最初の陰性成分をQ波、2番目の陰性成分をS波、最初の陽性成分をR波とよんでおり、相対的に小さいものを小文字で記します。

縦方向＝電位と、横方向＝幅の情報が重要となります。R波の高さはV1からV5にかけて増高し、正常なR波の高さおよびS波の深さは25mm以内となります。また、正常なQRS波の幅は0.06〜0.10秒程度です。

じっくり QRS波を見ていこう！

ポイント1 幅はどうなっている？

QRS波は心室の興奮、つまり心臓のポンプ機能を表しており、その幅が大事です。

通常は、心筋の興奮は同期しているので0.06〜0.10秒に収まります。しかし0.12秒、つまり3マス以上の幅となった場合は心筋の興奮が同期していないことになり、右脚/左脚ブロックなどの伝導経路の変化ないし高カリウム血症などの伝導速度の変化といった刺激伝導系の異常や、心筋の傷害を疑います。

脚ブロックの診断は、Ⅰ・V1・V6を確認するのが重要となります 図1 。

ポイント2 電位はどうなっている？

QRS波の電位も心臓の状態を表す指標となります。

四肢誘導で振幅（陽性成分と陰性成分の振れ幅）が5mm以内、胸部誘導で10mm以内であれば低電位と診断されます。肥満や肺気腫で電極が心臓から離れてしまう記録上の問題の場合もありますが、心筋梗塞や心筋症などの異常でも認めることがあります。また、心嚢液の貯留でも低電位となります。

頻脈や電気的交互脈を心電図上で認める場合は、タンポナーデをきたしている可能性が高く、緊急の処置が必要になります。

一方で、ソコロウ・リオンの基準（Sokolow-Lyon index）ではV5・V6が25mm以上で、V1のS波の深さとV5もしくはV6のR波の高さの合計が35mm以上であるときに、左室高電位と診断されます。左室肥大を表すとされますが、日本人は胸郭が薄く偽陽性であることもしばしば認めます。

第2部

HEART nursing 2019 秋季増刊　47

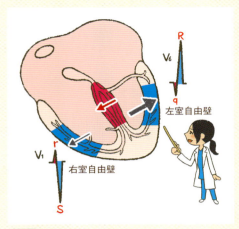

図1 心室興奮過程

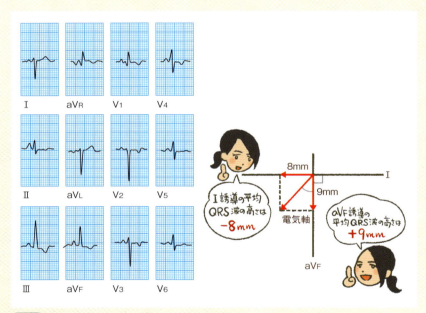

図2 IとaVFにおける平均QRS波の極性とサイズ

ポイント3 ほかの誘導と比べてみよう

　　モニター心電図では1誘導しか見ることができませんが、12誘導心電図であれば他誘導と比較することで、さまざまな情報を得ることができます。IとaVFなど、直交する2誘導でQRS波のベクトルを考えると、心室興奮の軸を計算できます 図2。

平均電気軸の正常範囲は－30～＋90°とされており、－30°以下のときに左軸偏位、90°以上のときに右軸偏位と診断されます。

また、V_1～V_6までR波およびS波は連続的に変化しており、どこかでR波とS波の成分が一致する移行帯が存在します。通常V_3～V_4の間か、V_4～V_5の間に認めます。

④ STで何を読み取れる?

⏱ 1分でわかるSTとは?

心筋細胞活動電位

Na⁺が心筋細胞内に流れ込み、膜電位が上昇する（脱分極）

Ca²⁺が流れ込み、平らな電位を形成。このとき心筋細胞内のCa^{2+}濃度が上昇し、これに続いて筋小胞体からCa^{2+}が放出され心筋は収縮する

K⁺が細胞外へ出ていき、活動電位は負の方向に戻る

ST部分

心室脱分極

静止膜電位

やがて静止膜電位に戻る

心電図

QRS波からT波までをST部分とよび、心室筋の脱分極から再分極までの電気的活動の休止を示しています。ST部分は基線と同じ高さであること、つまりT波の終わりとP波の始まりが水平なレベルになるのが正常です。

じっくり STを見ていこう!

ポイント① STの高さは正常?

STは通常、基線と同じ高さにあります。

STの上昇は、ときに緊急処置を必要とする事態を反映しており、見逃してはならない所見です。急性心筋梗塞や左室瘤の形成、心膜炎、早期再分極、左脚ブロック、ブルガダ（Brugada）症候群などが鑑別に挙がります。早期再分極は健常者でもしばしば認められますが、ほかは精査が必要となってきます。

各波形で何がわかる？　第1章

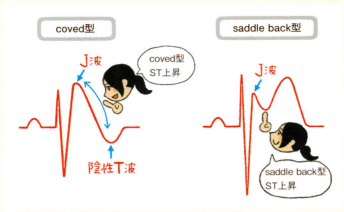

図1　coved型とsaddle back型

ポイント2　STの傾き、形に注目しよう

　　ST変化があるように見えていても、T波の陰転化につられてSTが下がっているように見えるだけのこともあります。
　　また、ブルガダ症候群などでは、coved型とsaddle back型に分類され 図1 、病的意義も異なるため鑑別が必要となります。いずれかの判断に迷った場合は、V_1〜V_3の誘導で、1肋間上から心電図を記録すると顕著となる場合があります。

ポイント3　J波がある？

　　J波（オズボーン〔Osborn〕波）は、QRS波とST部分との移行部に見られる小さな陽性の波形です。低体温症の所見として有名で、早期再分極でも認めます。下壁誘導、側壁誘導に出現しやすくなっています。

5 T波・U波で何を読み取れる？

🕐 1分でわかるT波・U波とは？

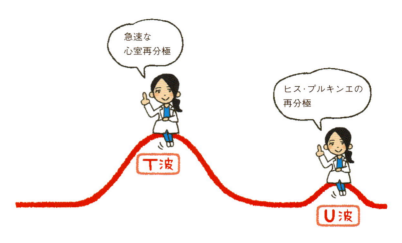

　T波は前述の通り、左室心筋の再分極を示しています。T波の高さに明確な基準はありませんが、R波の半分を超えない程度となっています。T波の形や方向は誘導ごとに異なってきますが、その形や大きさ、また陽転ないし陰転しているかというのは大事な情報になります。

　U波はT波の後ろに位置し、先行するT波と極性が一致することが多いです。明らかなU波を確認できるときは、異常がないかを精査すべきです。

じっくり T波・U波を見ていこう！

ポイント1 T波の高さは正常？

　T波が高いと感じても正常亜型のこともあるので、まず以前の心電図と見比べましょう。以前と比較して変化している場合は、異常の可能性が高くなります。
　異常にT波が高い、低いという判断は主観的になりますが、追加の検査が必要になることが多いため注意が必要です。

ポイント 2 T波が陰転していない?

V₁・aV_Rでは通常T波が陰転しています。また、若年者ではV₂でも陰転化を認めることがあります。そのほかの誘導でT波の陰転化を認めるときは、心筋梗塞やジギタリス中毒、心室肥大などによる可能性があり、バイタルサインのチェックや内服薬の確認が重要となってきます。

ポイント 3 U波がある?

U波については存在そのものが異常とみなされることもあり、その高さも正常値という概念がなく、主観的な判断となります。著明な大きいU波は電解質や内分泌の異常を示していることがあり、精査が必要です。

T波とU波は基本的に極性が一致しているため、虚血などでT波が陰転している場合はU波も陰転して見えることになります。2相性T波なのか、陰性U波なのかで迷うときは、陽性U波が見える誘導を探し、それらのQRS波の始まりの時間からU波の頂点までの時間を、ディバイダーなどで陰性U波を疑う誘導にあてはめ、陰性U波の頂点と一致するかを確認します。一致せず頂点が手前にくるなら2相性T波であると考えられます 図1 。

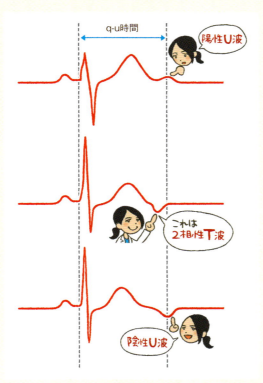

図1 陰性U波と2相性T波の鑑別

6 QT間隔で何を読み取れる?

1分でわかるQT間隔とは?

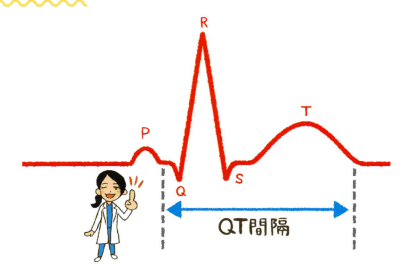

QRS波の始まりからT波の終わりまでをQT間隔とよびます。つまり、心室の脱分極から再分極までという電気的活動の持続時間を示していることになります。

QT間隔はRR間隔（心拍数）によって大きく変動するため、補正されたQTc = QT/√RR の値を用い、基準値は0.36〜0.44秒です。

じっくり QT間隔を見ていこう!

ポイント1 長さは正常?

先に述べたように、正常なQTc間隔の値は0.36〜0.44秒に収まりますが、簡便にはRR間隔の半分を超えるようなときはQT延長と考えられます。ただし、脈拍が速くRR間隔が狭い場合はその限りではありません。

QT間隔が延長すると、再分極の終わりを示すT波の後半（相対不応期）にR波（心室の脱分極）が重なるR on T現象を認めやすくなります。これはTorsades de Pointes（TdP）の原因となり、突然死を引き起こす恐れがあり

ます。

　逆に、QT間隔が極端に短縮している場合はチャネル異常が背景にあることが多く、これらの疾患でも心室細動が誘発されやすいため、突然死のリスクが高くなっています。

ポイント2　QT延長とTdP

　外向きカリウム電流の抑制あるいは内向きナトリウム電流の増加により、活動電位持続時間が延長することでQT延長が起こります。これが著明になると、活動電位第2相（プラトー相）と第3相（再分極相）での膜電位の振幅が生じて、早期後脱分極という状態が起こります。これが閾値に達すると、また脱分極が起こることで新たな活動電位が生じ、これが続いたり、リエントリーが加わったりすることでTdPが誘発されるのです。

ポイント3　QT延長を引き起こす原因って？

　低カリウム血症や低マグネシウム血症といった電解質の異常により、活動電位持続時間の延長や早期脱分極を促す所見を認めやすくなります。また、最近は不眠症に対する睡眠薬を飲んでいる方も少なくなく、三環系抗うつ薬などを内服している方もQT延長の副作用を認めることがあり注意が必要です。

　TdPは心室細動に移行しやすく、重篤な所見のため、速やかな対応が必要となります。

❼ どんな順番で確認していくと心電図が読める？

調律を確認しよう、P波の異常を考えよう

　　　　　　　Ⅱ誘導でのP波が確認しやすいため、まずはⅡ誘導に着目します 図1 。
　　上向きのP波が存在すること、QRS波と1：1で対応していて50～100回/minで規則的であることが確認できれば正常洞調律といえるでしょう。P波がわからないときは、前述のように心房細動や心房粗動などの調律を考慮しましょう。

PQ間隔の延長、QRS波の異常、電気軸を確かめよう

　　　　　　　続いてQRS波に着目します 図1 。
　　QRS波の項で述べたように、ⅠとaV_Fなどの直交する2誘導でベクトルを考えると心室興奮の軸を計算できますが、簡便にはⅠ・Ⅱ誘導でともに上向きのQRS波であれば、電気軸は正常範囲内（−30～90°）と判断できます。左脚前枝ブロックでは左軸偏位、左脚後枝ブロックでは右軸偏位の所見を認めます。
　　前述した幅や電位についても確認しましょう。

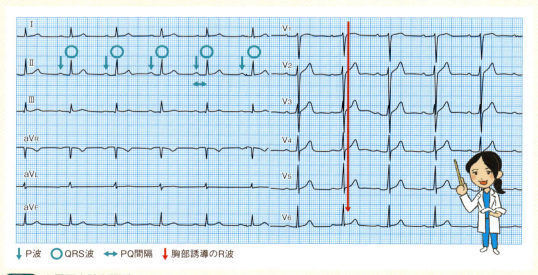

↓ P波　　○ QRS波　　↔ PQ間隔　　↓ 胸部誘導のR波

図1　心電図を読む順番

ST部分の上昇・低下、T波およびU波の異常がないかを確かめよう

次は胸部誘導も含めて、全体的にST変化やT波の変化を確認します **図1**。変化がある場合は、冠動脈の灌流域と一致した誘導の変動なのか、びまん性の変化なのかも疾患鑑別の大事なポイントとなります。

またQT延長がないか、U波を認めないかも確認しましょう。

総合的に考えよう

やはり少しでもおかしいと感じたときは、以前の心電図と比較することが大事です。新規の変化がある場合はその変化の原因を考えるようにしましょう。

MEMO

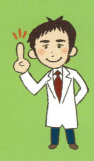

第2章 各波形に異常を見つけたら何が起こっている?

公益財団法人 心臓血管研究所付属病院 循環器内科　副医長
有田卓人

① こんなときにも異常波形は出てしまう！

第1部第2章（p.25、34～35）で、モニター心電図や12誘導心電図の付けかたの解説がありましたが、正しく心電図を装着しても電極や機器の都合で異常波形が出ることがあります。
代表的な例を挙げて解説していきます。

電極の付け間違い

図1の胸部誘導は大きな問題はなさそうですが、四肢誘導のⅠでP波が陰性であり、右軸偏位を認めます。波形をよく見ると、aV_RでP波、QRS波、T波が陽性であり左右の電極の付け間違いを考える所見です。
正常な心電図と比較すると、左右が逆となるため、ⅡとⅢが入れ替わり、Ⅰは逆さまとなります。通常、陰性波が主体であるaV_Rにおいて陽性波を認めることがポイントです。

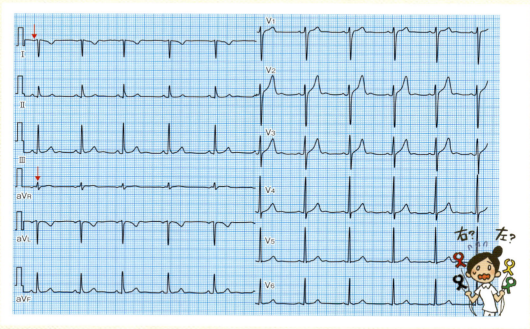

図1 四肢誘導のⅠとaV_Rがおかしい！
左右の電極の付け間違い。

各波形に異常を見つけたら何が起こっている？　第2章

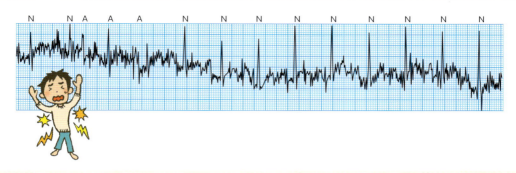

図2 ノイズの混入
肌着やフリース素材などの被覆に帯電した静電気。

ノイズの混入

　肌着やフリース素材などの被服に帯電した静電気によって、ノイズが発生することがあります。また、電気製品からのリーク電流などで交流が混入し、同様のノイズを生じることがあります。
　図2のように、細かい振幅の異常波形が確認されます。また、基線が波打つように上下動していますが、発汗に伴う電位変動でゆっくりした（0.5Hz以下）不規則な揺れが観察されることもあります。発汗は患者さんの精神的緊張を表すことがあるため、要注意です。

アーチファクトの混入

　心電図を装着した患者さんの身体の動きによって、アーチファクトが発生することがあります 図3 。
　不整脈と間違われやすいものに、歯磨きVTを挙げることができます。歯磨きのような一定の反復動作によって、心電図に規則正しい波が混入しています。
　図3 の上段が正常時の波形、下段がアーチファクト混入時の波形です。
　判断のポイントは、赤矢印（↓）で示したように、アーチファクトの中に変動がない正常なQRS波を確認することが重要です。また、RR間隔が頻脈としては短すぎる部分を見つけることで、アーチファクトに気づくこともできます。

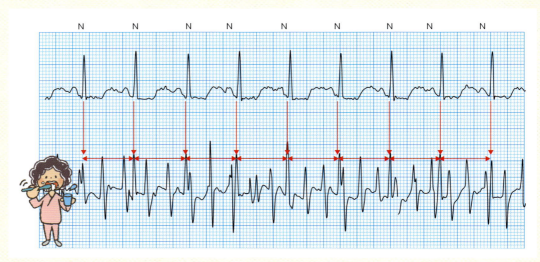

図3 アーチファクトの混入
心電図を装着した患者さんの歯磨き。

2 P波の異常を見つけたら…

ⓐ P波が下向き

1分でわかるP波が下向き

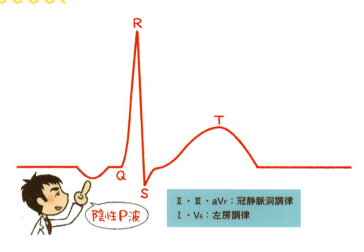

Ⅱ・Ⅲ・aV_F：冠静脈洞調律
Ⅰ・V_6：左房調律

洞調律のP波は、通常Ⅱ・Ⅲ・aV_F、V_2〜V_6で上向きです。しかし、心房の洞結節以外の部位が調律をとることがあり、P波の形が通常と異なり下向きになることがあります。これを異所性心房調律とよび、その好発部位が決まっています。

じっくり 下向きのP波を見ていこう！

下向きのP波が記録される誘導によってその原因部位は異なりますが、代表的なものに冠静脈洞調律と左房調律を挙げることができます。

ポイント 1 Ⅱ・Ⅲ・aV_F すべてでP波が陰性の場合は冠静脈洞調律

冠静脈洞調律は、その原因が冠静脈洞開口部やその周辺にあり、心房が下から上に興奮することになります。結果として、下壁誘導であるⅡ・Ⅲ・aV_Fのすべてにおいて P 波が陰性になります 図1 。

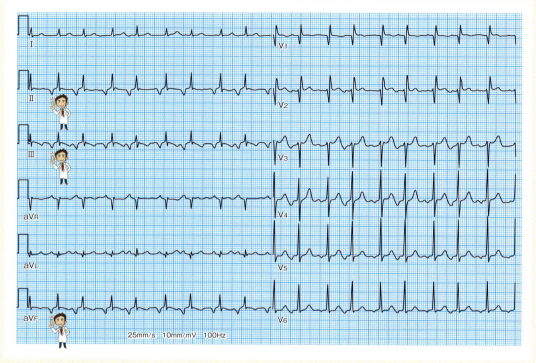

図1 下向きのP波
Ⅱ・Ⅲ・aVFのすべてにおいて陰性のP波を認める。冠静脈洞調律であると考えられる。

ポイント2　Ⅰ・V₆でP波が陰性の場合は左房調律

左房調律は、その原因が左心房内にあり、心房が左から右に興奮する形となるので、ⅠやaVL、V₆のP波が陰性になることが多いです。

ポイント3　下向きのP波への対応

これらの異所性心房調律の大部分は、一過性で、副交感神経緊張による機能的な状態とされているため、基本的には経過観察で問題ありません。ただし、長く持続する場合や、動悸などの症状の原因となっているような場合には対応が必要になることがあります。

この不整脈は…

➡ **異所性心房調律が考えられる！**

ⓑ P波の幅が広い

🕐 1分でわかるP波の幅が広い

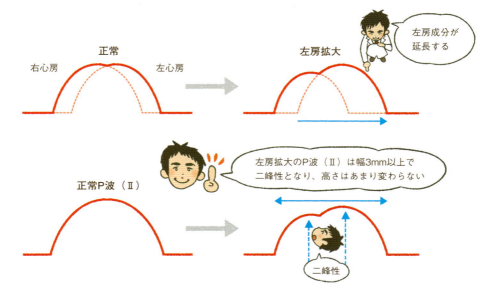

P波は右房成分と左房成分の総和なので、図のように左心房の伝導時間の延長が起こると、ⅡでのP波の幅が広くなります。特に3mm以上の幅をもつ場合には、左房拡大と判断します。

じっくり 幅の広いP波を見ていこう！

ポイント1 四肢誘導のⅠ・Ⅱでヤマが2つになり二峰性

P波の幅は、右心房の後に興奮する左心房の興奮成分によって規定されます。特にⅡにおいて、左房成分の延長によって3mm以上となり、二峰性となります。同様の所見がⅠやaV_Lでも観察されることがあります。

ポイント2 胸部誘導のV₁では左房成分である後半の陰性部分が広く深いP波

左心房の興奮は、通常は水平面（胸部誘導）において左後方に向かいます。左

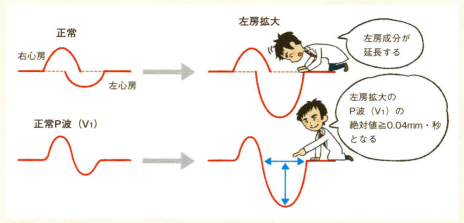

図1 V₁における左房拡大の所見（左心性P波）

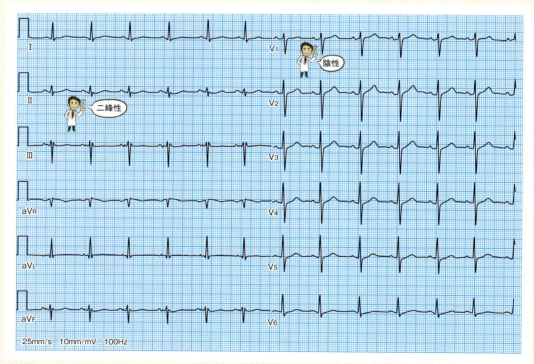

図2 幅が広いP波
Ⅱで二峰性のP波を認め、V₁においてP波の後半に陰性部分を認める。

房拡大のときには後ろ方向に向かうように左房興奮ベクトルが偏位するため、前胸部に置かれたV_1からは左房興奮が遠ざかるように見えます。結果として、V_1において後半の陰性部分が深くなります 図1、2。

ポイント3 幅が広いP波への対応

臨床的には、左房拡大は僧帽弁疾患（狭窄症、閉鎖不全症）で見られるほかに、左心室から大動脈へと血液が駆出されにくくなった病態でも観察されます。具体的には、高血圧（左室肥大）、心筋症などを原因に、二次性に生じることがあります。

この疾患は…

➡ **左房拡大が考えられる！**

C P波が高い

1分でわかるP波が高い

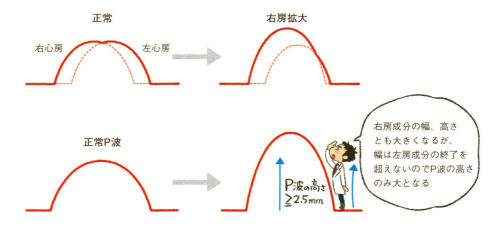

右心房の負荷がかかった際には、右心房が右前下方向に拡大し、心臓を足元側から観察しているⅡ・Ⅲ・aV_FにおいてP波が増高します。

じっくり 高いP波を見ていこう！

ポイント1 四肢誘導のⅡ・Ⅲ・aV_FのいずれかでP波が高電圧と先鋭化（2.5mm以上）

P波の右房成分は前半にあり、右心房の興奮を反映します。右心房に負荷がかかった状態では、前半部分を中心として先鋭化したP波が形成されることになります。この変化は、特に心臓を足元側から観察しているⅡ・Ⅲ・aV_Fにおいて顕著です。

ポイント2 右側胸部誘導（V_1・V_2）においてP波が先鋭化（2mm以上）

ポイント1と同様の変化が、右心房の近くの誘導であるV_1・V_2で見られることもあります。先鋭化のサイズは先ほどより小さいのですが、2mm以上の先鋭化を所見として捉えます。

各波形に異常を見つけたら何が起こっている？　第2章

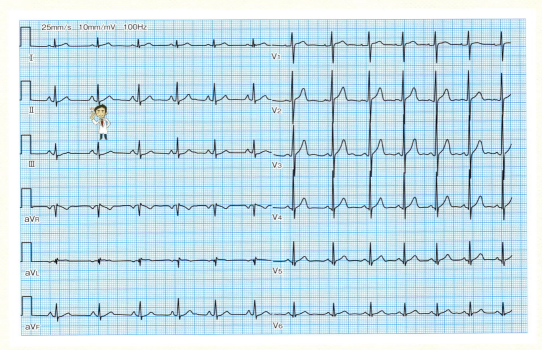

図1 高いP波
ⅡにおけるP波の幅は2.5mm未満であり、先鋭化（高さ2.5mm以上）をきたしている。

ポイント3　P波の幅は2.5mm未満

右心房の興奮時間も延長しますが、後半の左心房の伝導時間に変化がなければ右心房は左心房よりも早く興奮するので、全体としてのP波の幅は変化しません。結果として、幅が狭い（＜2.5mm）P波が観察されることがポイントになります 図1 。

ポイント4　高いP波への対応

右房拡大は、慢性肺疾患や弁膜症に続発する肺高血圧症のほかにも、右室拡大を呈する疾患で認められることがあります。先天性心疾患、肺血栓塞栓症、原発性肺高血圧症などが代表的です。

この疾患は…
➡ **右房拡大が考えられる！**

d PQ間隔が短い

1分でわかるPQ間隔が短い

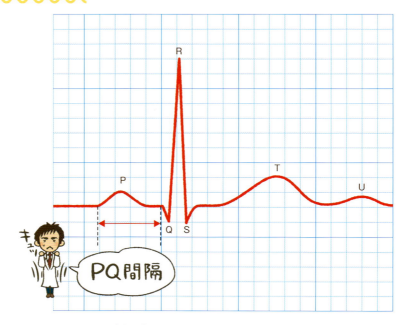

心電図においてPQ間隔（時間）は0.12〜0.20秒であり、洞結節から生じた電気的興奮が心室まで伝導する時間を表します。PQ間隔が短いときは、何らかの原因によって洞結節からの興奮波が、通常よりも早く心室に伝導している場合を指します。

じっくり 短いPQ間隔を見ていこう！

ポイント1 PQ間隔が3mm以内

P波の始まりとQRS波の始まりがはっきりしている誘導に注目しましょう。波形が不明瞭な誘導では、計測を誤ることがあるため注意が必要です。

心房−心室間に房室結節以外の伝導路がある場合と、交感神経の緊張やカテコールアミン過剰などの房室伝導が非常に亢進している状態が考えられますが、ここではWPW症候群におけるケント（Kent）束のような、副伝導が存在する場合を取り上げます。

各波形に異常を見つけたら何が起こっている？　第2章

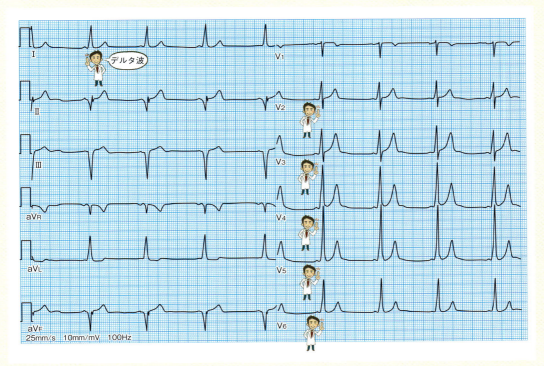

図1　デルタ波
WPW症候群の一例。特にⅠ・ⅡでPQ間隔が短いことがよくわかる。Ⅰ・V₂〜V₆でQRS波の起始部が斜めに立ち上がるデルタ波が顕著である。

ポイント2　デルタ波が存在

次に、PQ間隔が短縮している誘導において、QRS波がP波の直後から始まる緩徐な傾斜を示しているかに注目します。房室結節を介する興奮に先行して心室を興奮させることにより、QRS波の起始部が斜めに立ち上がる波形をデルタ波とよびます　図1 。

ポイント3　QRS波の時間が3mm以上

WPW症候群でのQRS波は、ポイント2で挙げたデルタ波の存在によりQRS波の時間が長くなります。併せて、通常は心室の脱分極、再分極過程が正常とは異なるため、ST-TがQRS波と逆方向に偏位して、しばしばST-T異常を伴うことがあります　図2 。

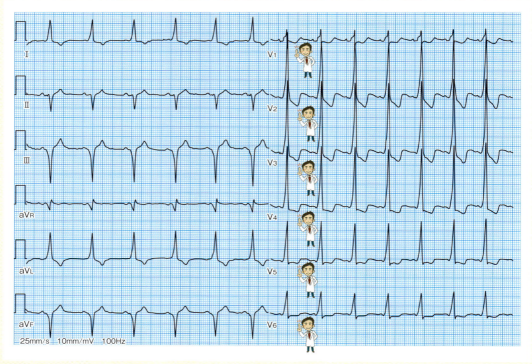

図2 ST-T異常

WPW症候群の一例。V_1〜V_6で、QRS波とは逆方向にST-T異常を伴う。

この不整脈は…

➡ **WPW症候群が考えられる！**

各波形に異常を見つけたら何が起こっている？　第2章

e PQ間隔が長い

🕐 1分でわかるPQ間隔が長い

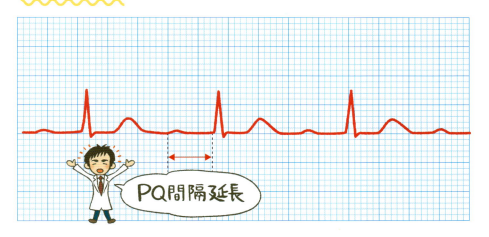

洞結節からの興奮波が心室に伝導する際に、何らかの原因によって通常よりも時間を要している場合を指します。

じっくり　長いPQ間隔を見ていこう！

ポイント1　PQ間隔が5mm以上

P波の始まりとQRS波の始まりが見やすい誘導に注目し、0.20秒（5mm）以上に開大しているものをPQ延長と判断します。

ポイント2　P波とQRS波が1：1で対応

大事なポイントとして、2度房室ブロックや3度房室ブロックと鑑別することが挙げられます。P波とQRS波が1：1で対応しているか、またPQ間隔が心拍ごとに変動していないかに関しても注意が必要です　図1 。

ポイント3　長いPQ間隔への対応

PQ間隔が延長している状態は1度房室ブロックともよばれます。心房と心室間のいずれかの部位で、伝導に時間を要している場合に出現することがあります。

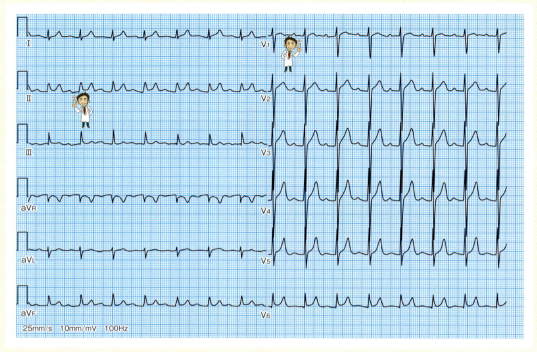

図1 長いPQ間隔
ⅡあるいはV₁において、P波の始まりとQRS波の始まりが見やすく、0.20秒（5mm）以上に延長している。また、P波とQRS波が1：1で対応している。

特に房室結節の伝導性は、自律神経による影響を強く受けるために、健常人にも観察されることがあります。そのような場合には、血行動態に影響を与えることはなく、病的意義はありません。

この不整脈は…

➡ **1度房室ブロックが考えられる！**

③ QRS波の異常を見つけたら…

ⓐ 異常Q波

> **1分でわかる異常Q波**
>
>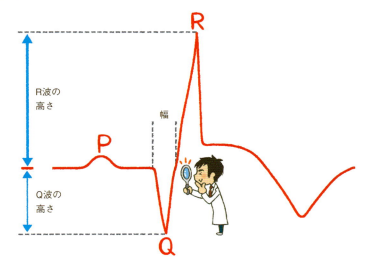
>
> 異常Q波は、幅が0.04秒（1マス）以上あり、かつ振幅がR波の1/4以上あるものを指します。どの誘導で認められてもよいのですが、そのQ波が認められる誘導の方向での心筋の異常を示唆する所見です。

じっくり 異常Q波を見ていこう！

ポイント1 まず異常Q波を認識

Q波の幅が0.04秒（1マス）以上で、かつ振幅がR波の1/4以上ある誘導に注目します。この際に、Q波の立ち上がりにも注意が必要です。ほかの誘導でR波が立ち上がっている時相（つまり、ほかの方向で心筋が興奮しているタイミング）に一致してQ波を認める場合に、異常Q波である可能性が高く、心筋異常の局在の診断にも役立ちます。

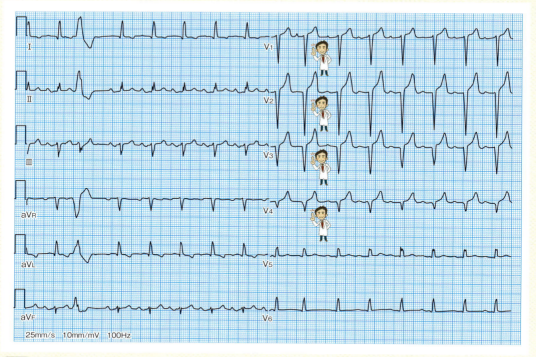

図1 異常Q波
V_1〜V_4でQSパターン、異常Q波を認める。前胸部誘導に一致してQ波の変化を認めている。前壁の心筋に心筋異常（壊死）をきたしている陳旧性心筋梗塞であった。

ポイント2 関連した誘導に同様のQ波がないかを探そう

　　例を挙げると、ⅠおよびaV_Lは左心室の側壁心筋の興奮を見る誘導であり、関連した誘導といえます。Ⅰにおいて異常Q波を認めた場合には、aV_LにおいてもQ波が同様の変化をきたしていないかに注意します。異常Q波を認めた際には、側壁心筋に壊死などの心筋異常をきたしていることがわかります。
　　同様のことが、Ⅱ・Ⅲ・aV_Fや前胸部誘導（V_1〜V_4）にも当てはまります　図1 。

ポイント3 原因を考えよう

　　最も大事なのは、心筋梗塞による異常Q波です。
　　心筋の異常を反映するため、そのほかにも（肥大型や拡張型を含めた）心筋症、心筋炎など、さまざまな原因で出現することがありますが、異常心筋の局在診断にも使用できるため、非常に重要な所見といえるでしょう。

各波形に異常を見つけたら何が起こっている？ 第2章

この疾患は…
➡ 陳旧性心筋梗塞が考えられる！

MEMO

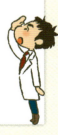

ⓑ R波が高い

🕒 1分でわかるR波が高い

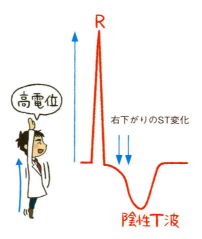

特に左心室を観察する誘導（Ⅰ・aV_L・V_5・V_6）において、R波が非常に高い状態を高電位といいます。高電位の基準はさまざまなものがありますが、ここでは実際に使いやすく、日本人に合わせた基準を紹介します。

じっくり 高いR波を見ていこう！

ポイント1 まずV_1とV_5・V_6に注目

　　　　左室壁は右室壁に比較して起電力が大きいため、何らかの原因によって左心室の起電力が増大し、興奮の向きが左後上方に偏位した際にⅠ・aV_L・V_5・V_6のR波が大きくなり、一方でV_1のS波がより深くなります。

　　具体的には、V_1のS波＋V_5またはV_6のR波＞40mm、あるいはV_5またはV_6のR波＞30mmを、日本人における左室高電位の基準としています。

　　このような所見は、左室肥大（圧負荷）および左室拡大（容量負荷）のどちらでも生じることがあります 図1 。この所見が陽性の場合に、すぐ左室肥大であると診断してはならず、QRS波の時間の延長やST-T変化がないかどうかを検索する必要があります。

各波形に異常を見つけたら何が起こっている？　第2章

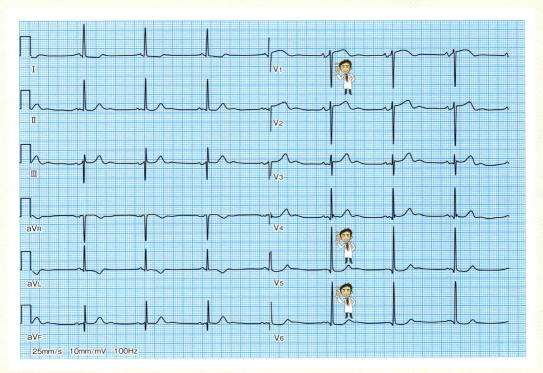

図1　高いR波
左室肥大と診断された心電図。V₁での深いS波と、V₅・V₆での高いR波が特徴。

ポイント2　高電位を認める誘導でのQRS波の時間、ST部分にも注目

　　左室肥大が存在する場合には、QRS波の時間は0.10秒程度に軽度延長することが多いため、QRS波の時間にも注意を払う必要があります。
　　また、高いR波を認める誘導（実際にはV₅・V₆がほとんど）でのST部分にも注目が必要です。ポイント1で述べたなかでも、容量負荷では陽性T波となることが多いのに対して、圧負荷では陰性T波を認めることが特徴です。

ポイント3　そのほかの原因がないかを考えよう

　　やせ型の人では胸壁と心臓の距離が近くなるため、胸部誘導でのR波が高くなることがあります。同様に生理的な所見として、小児や若年者では高齢者よりもR波が高くなることがあります。このような原因である場合には経過観察で問題ないことが多いため、患者背景も重要な因子になります。

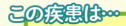

この疾患は…　　➡ **左室肥大が考えられる！**

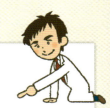

MEMO

C R波が低い

L 1分でわかるR波が低い

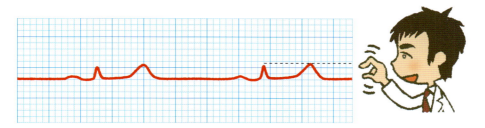

各誘導で記録されるQRS波の高さ（総振幅）が非常に低下しているものを、低電位といいます。さまざまな原因で生じうる変化ですが、心電図上での診断では、四肢誘導での低電位差、胸部誘導での低電位差に分類されています。

じっくり 低いR波を見ていこう！

ポイント1 多くの誘導においてQRS波の振幅が低い

四肢誘導Ⅰ・Ⅱ・ⅢのQRS波の振幅が5mm（0.5mV）未満である場合を四肢誘導低電位差、胸部誘導のQRS波の振幅すべてが10mm（1.0mV）未満である場合を胸部誘導低電位差としています。このように四肢誘導のⅠ・Ⅱ・Ⅲや胸部誘導すべてでの所見が重要であり、12誘導のうち関連の乏しいいくつかの誘導が低振幅である場合には病的意義はありません。

また、前述の定義から多少外れていても全体的な印象が大事です。低電位傾向である際には、基礎疾患の有無を調べる姿勢が重要です。心筋梗塞や心筋炎などで心筋の起電力が広範に低下した際には、胸部誘導すべてにおいて低電位を示すことがあります 図1 。

ポイント2 心臓以外に原因がないかを考えよう

①心嚢水の貯留や肺気腫などにより心臓に生じた起電力が体表面へ伝播することが妨げられた場合、②四肢に高度の浮腫がある場合、③体格の影響により心臓の前後の傾きが大きくなった場合などにも低電位が認められることがあります。

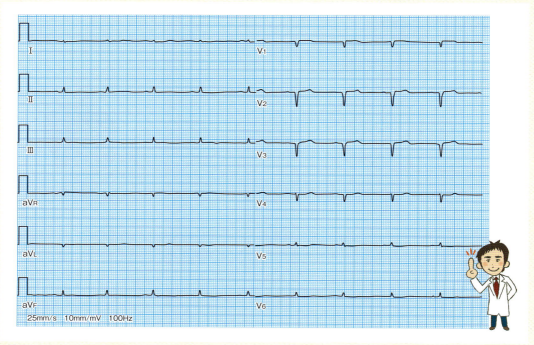

図1 低いR波
心筋炎患者さんの心電図。心筋の起電力が重度に低下しており、広範な誘導で低電位を示している。四肢誘導では、きわめて低電位差である。胸部誘導を見ても、R波を認める誘導がほとんどない。

この疾患は…

➡ **心筋炎、肺気腫、下腿浮腫などが考えられる！**

d QRS波の移行帯がV₁とV₂

🕐 1分でわかるQRS波の移行帯がV₁とV₂

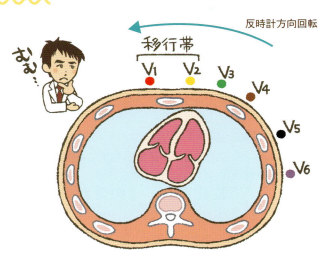

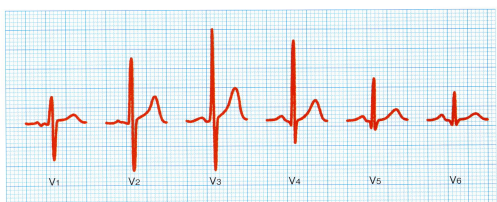

　胸部誘導における移行帯は、通常V₃あるいはV₄にありますが、この移行帯がV₂方向にずれた場合、心臓を下から見たときに左回転した形に対応するため、反時計方向回転とよぶことがあります。

じっくり 移行帯がV_1とV_2のQRS波を見ていこう！

ポイント 1 まず移行帯をしっかり認識

心室の興奮は、心室中隔の左側から始まり右心室・左心室へと広がります。心室の興奮ベクトルを水平面で見る胸部誘導では、V_1から見ると興奮は近づいて小さなr波を作り、その後大きく遠ざかってS波を形成します。

一般的に、R波はV_1からV_5に向かって次第に高くなり、V_6でのR波はV_5よりわずかに低下します。V_3付近でR波とS波の大きさが等しくなり、これを「移行帯」とよびます。

反時計方向回転は、移行帯がV_2よりも右側（V_2、V_1、V_{3R}……）にある場合を指し、V_1においてR波の増高が観察されます **図1**。

ポイント 2 心室肥大やST-T変化など、そのほかの所見を伴わないかを確認

反時計方向回転では心臓が電気軸的に回転していることを示しますが、そのほかにもV_1におけるR波の増高をきたす疾患と鑑別する必要があります。

例えば、後壁梗塞や右室肥大などを挙げることができます。後壁梗塞では、下壁や左胸部誘導で異常Q波を合併したり、右室肥大ではV_1でRsパターンが見られ右軸偏位を伴ったりします。

そのほかの誘導での所見と総合的に判断することを忘れないようにしましょう。

ポイント 3 心臓以外に原因がないかを考えよう

心臓立位（やせ型、滴状心、肺気腫）で横隔膜が下がっている場合には、反時計方向回転を示すことが多いとされています。また、反時計方向回転は健康若年者に見られることがあります。成人では頻度が低下するとされていますが、V_1でのR波増高やV_2におけるR＞Sは、小児では10％前後に見られることがあります。

84 　HEART nursing 2019 秋季増刊

各波形に異常を見つけたら何が起こっている？　第2章

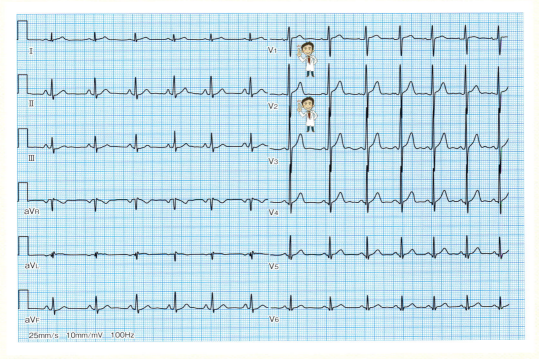

図1 移行帯がV₁とV₂のQRS波
QRS波の移行帯がV₁とV₂である反時計方向回転の症例。後壁梗塞や右室肥大の所見も認めない。

この疾患は…

➡ **反時計方向回転が考えられる！**

ⓔ QRS波の移行帯がV5とV6

🕐 1分でわかるQRS波の移行帯がV5とV6

正常

時計方向回転

移行帯

移行帯

V1　V2　V3
V4
V5
V6

V1　V2　V3
V4
V5
V6

　反時計方向回転とは反対に、移行帯がV5・V6方向にずれた場合、心臓を下から見たときに右回転した形に対応するため、時計方向回転とよぶことがあります。

じっくり 移行帯がV5とV6のQRS波を見ていこう！

ポイント1 まず移行帯をしっかり認識

　前項（p.83）と同様で、移行帯がV4よりも左側（V5・V6）にある場合を時計方向回転と判定します。時計方向回転では、上図のように胸部誘導においてR波の増高がなかなか進まず、R波の増高不良（poor R progression）が観察されることになります。

ポイント2 関連した誘導に同様のQ波がないかを探そう

　R波の増高不良をきたすような、ほかの疾患がないかを鑑別する必要があります。具体的には、前壁中隔の心筋梗塞や心筋症などによりR波の増高不良をきたしていないかを確認する必要があります 図1 。

86　HEART nursing 2019 秋季増刊

各波形に異常を見つけたら何が起こっている？　第2章

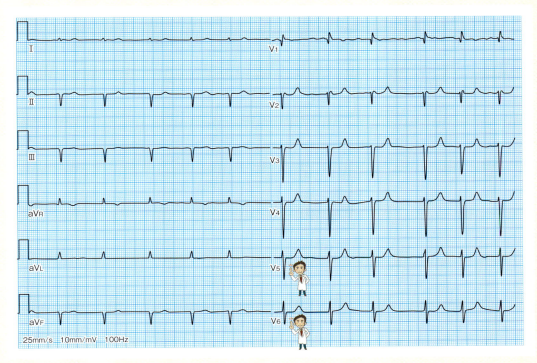

図1 移行帯がV₅とV₆のQRS波
高齢男性の心電図。心房細動や不定軸といった所見もあるが、胸部誘導でR波の増高不良が明らかで、移行帯はV₅とV₆の間に認める。精査の結果、重度の僧帽弁膜症が見つかった。

ポイント3　心臓以外に原因がないかを考えよう

　　　　心臓横位（腹水、肥満、妊娠、腹部膨隆など）で心室中隔が横になっている場合には、移行帯がV₅・V₆方向にずれ、時計方向回転が観察されることがあります。また、胸部誘導の電極位置のずれによって時計方向回転が生じることがあります。特に女性において、V₃・V₄を乳房の下ではなく上に置いてしまった場合などに、高い肋間から心臓の電位を記録することになり、時計方向回転が観察されることがあります。

この疾患は…
➡ **時計方向回転、R波の増高不良が考えられる！**

f QRS波の幅が広い

1分でわかるQRS波の幅が広い

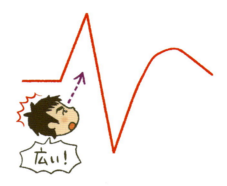

QRS波は心室筋の興奮を表しているため、QRS波の幅が広いということは心室の電気的興奮に時間を要している（つまり心室内の伝導障害がある）ことを示しています。QRS波の幅が0.10秒以上である場合に、QRS波の幅が延長していると考えます。

じっくり 幅が広いQRS波を見ていこう！

ポイント1 まず調律を確認

正常な伝導が心室に伝導したうえで心室内に興奮の伝導障害があるのか、それとも心室から興奮が始まっている不整脈や心室調律なのかを考える必要があります。QRS波に先行する調律をもったP波があるかを確認しましょう。P波がない場合には心室調律、促進性心室固有調律などの可能性があります 図1 。

ポイント2 洞調律であればPR間隔を確認

心室由来の興奮ではなく、洞調律である場合には、正常の房室伝導ではない副伝導路を介するために、QRS波が早期に興奮を開始する結果として、QRS波の幅が広くなっていないかを確認しましょう。PQ間隔が短く、明らかなデルタ波を認める場合には、WPW症候群によるQRS波の幅の拡大と考えられます 図2 。

各波形に異常を見つけたら何が起こっている？　第2章

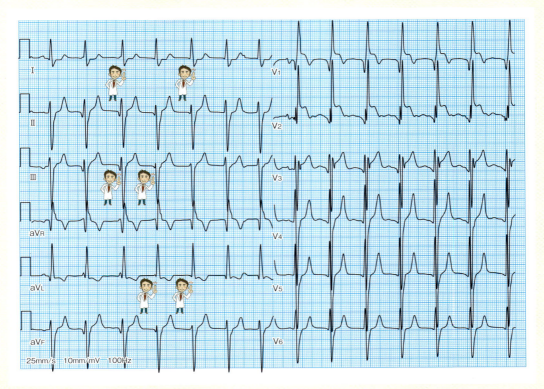

図1　右脚ブロックタイプの幅の広いQRS波
P波が判別しやすいⅠ・Ⅲ・aV_Lなどに注目する。QRS波がP波より高い頻度で出現しており、促進性心室固有調律と判断できる。

ポイント3　PR間隔も正常である場合には心室内伝導障害を示唆

　　　前述のポイントを経て心室内に伝導障害があると判断された場合には、脚ブロックの存在や心室内の伝導遅延、電解質異常や薬剤性を考慮する必要があります。特に電解質異常のなかでも高カリウム血症や、薬剤性のなかでもナトリウムチャネル遮断薬をはじめとした抗不整脈薬の影響がないかを確認する必要があります。

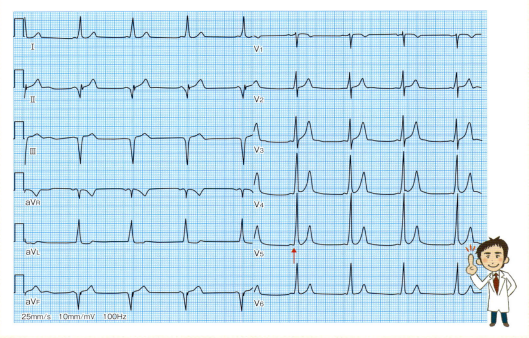

図2 WPW症候群の一例（幅の広いQRS波）
PQ間隔が短くデルタ波を認め（↑）、WPW症候群によるQRS波の幅の拡大と判断できる。

> **この不整脈・疾患は…**
> ➡ 心室調律、WPW症候群、脚ブロックや心室内伝導障害が考えられる！

各波形に異常を見つけたら何が起こっている？　第2章

g QRS波が早く出る

🕐 1分でわかるQRS波が早く出る

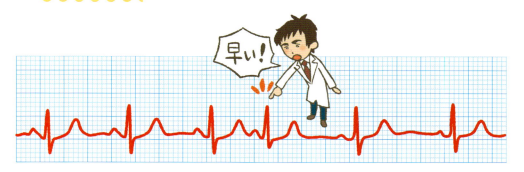

QRS波が期待されるタイミングより早く出ている場合、通常の洞結節以外の部位から心臓の電気的興奮が生じている期外収縮を考えます。その電気的興奮の発生部位によって、心房性と心室性に分類することが重要です。

じっくり 早く出るQRS波を見ていこう！

ポイント1 QRS波の幅と形に注目

　期外収縮の原因部位を考えるためには、QRS波の幅に注目することが重要です。その幅が3mm未満なら心房 図1 、3mm以上なら心室 図2 が原因の不整脈です。
　また、心房性の期外収縮の場合には、心室の興奮様式は洞調律とほぼ同様となるため、洞調律のときのQRS波と形が類似していることも確認する必要があります。

ポイント2 先行するP波がないかを探そう

　次に、早く出るQRS波の直前にP波を認めないかを探します。先ほどの心房期外収縮の直前には、洞調律と少しだけ形が異なるP波がある 図1 一方で、心室期外収縮の直前には、明らかなP波がないことがわかります 図2 。
　ただし、誘導によっては先行するP波が非常にわかりにくかったり、すべての誘導を探してもはっきりした先行するP波を認めない場合もあるため注意が必要

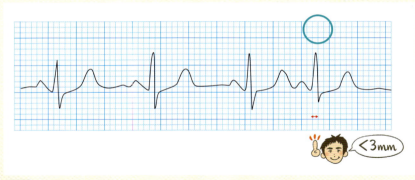

図1 心房期外収縮

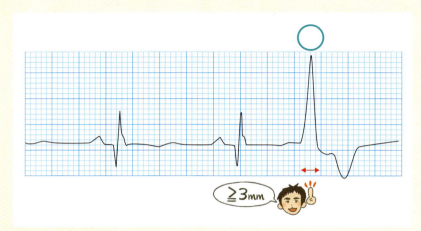

図2 心室期外収縮

です。

ポイント3 自覚症状とその頻度を確認

　期外収縮で大事なのは自覚症状があるのか、またどのくらいの頻度で出現しているのかということです。自覚症状がない場合には、治療が必要となることはほとんどありません。その出現頻度が多い場合には、心房期外収縮は心房細動に、心室期外収縮 図3 は心室頻拍や心機能低下に将来的に結びつくことがあるため、注意が必要となることがあります。

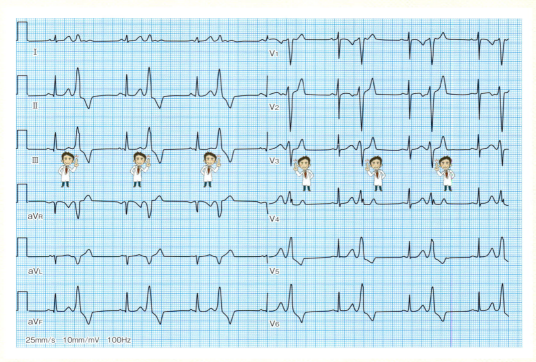

図3 若年女性の頻発性の心室期外収縮
1拍おきに期外収縮が出現しており（二段脈）、自覚症状も強かったため、カテーテル治療をした。

この不整脈は…

➡ **期外収縮が考えられる！**

h QRS波のR波よりS波が深い

1分でわかる QRS波のR波よりS波が深い

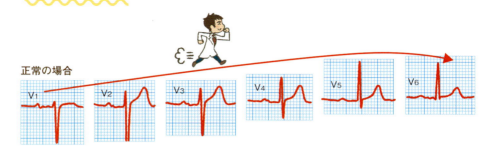

胸部誘導を例に挙げると、V1からV6にかけて、連続的にR波とS波が変化します（R波はV1からV4/V5にかけて徐々に高くなり、S波はその逆）。R波よりS波が深いということは、心室の電気的興奮がその誘導から離れていくことを示しています。

じっくり R波よりS波が深いQRS波を見ていこう！

ポイント1 まずどの誘導で観察しているのかを確認

一般的に、aV_RやV1～V3では電気信号が逃げていく成分が多いため、R波よりS波が深いことは正常所見です 図1 。

ポイント2 脚ブロックがないかを見極めよう

そのほかの誘導でS波が深い場合には、異常所見を示していることがあります。この原因として、頻度が高いのは脚ブロックの存在です。なかでも左脚ブロックはV1～V4で深いS波が観察されます 図2 。左脚ブロックの場合には、器質的な心疾患がないかを検索する姿勢が必要となります。

ポイント3 心筋の起電力が低下していないかを判断

脚ブロックの存在もない場合には、心筋梗塞や心筋症などの強い心筋傷害によって、注目している誘導の下にある心筋の起電力が大きく低下した所見を考えます。特にR波が消失したものをQS型といい、心室の電気的興奮が失われていることを示します。

各波形に異常を見つけたら何が起こっている？ 第2章

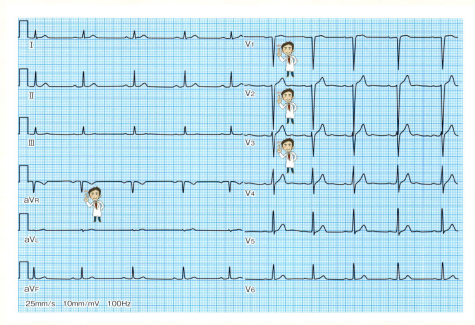

図1 R波よりS波が深いQRS波（aV_R・V_1～V_3）
健康診断での正常心電図。aV_RやV_1～V_3ではR波よりS波が深い。

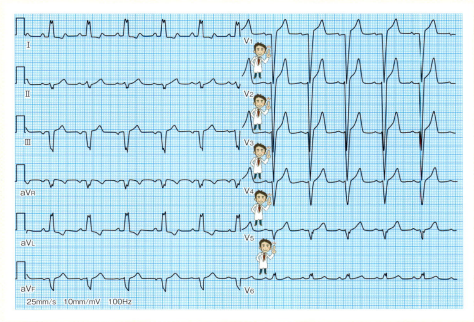

図2 R波よりS波が深いQRS波（胸部誘導V_1～V_5）
左脚ブロックの心電図。胸部誘導においてS波が目立ち、V_1～V_5までS波が深いことがわかる。

この不整脈・疾患は…

➡ **左脚ブロック、陳旧性心筋梗塞が考えられる！**

MEMO

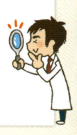

4 STの上昇・低下を見つけたら…

ⓐ ST上昇

🕐 1分でわかるST上昇

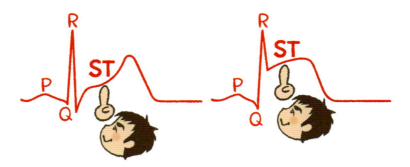

心電図でのST上昇は、ST部分が基線よりも1mm以上上昇している状態と定義されます。急性心筋梗塞の心電図変化の代名詞といえます。

そのほかにも、さまざまな病態において観察される変化であり、心電図以外の情報を駆使して総合的に考える必要がある所見です。

じっくり 上昇したSTを見ていこう！

ポイント1 まず胸痛や胸部症状の有無を確認

ST上昇がある際には、その心電図がとられたシチュエーションがきわめて重要です。患者さんが胸痛を訴えているのか、あるいは無症状の健診での心電図記録なのかで、大きく意味合いは変わってくるでしょう。

特に胸痛や胸部症状がある際のST上昇は、貫壁性の心筋虚血を示す所見であり、梗塞責任血管や閉塞部位を含めた多くの情報をもたらしてくれ、再灌流療法の必要性を決定する所見です 図1 。

ポイント2 ST上昇を認める誘導を確認

冠動脈の支配領域に一致したST上昇なのかを観察します。前胸部誘導、下壁誘導（Ⅱ・Ⅲ・aV_F）、側壁誘導（Ⅰ・aV_L）などの関連する誘導において、ST

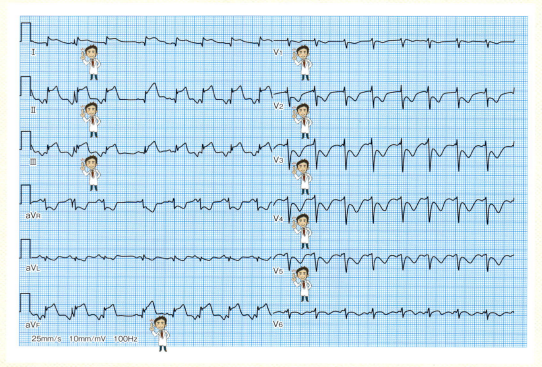

図1 胸痛がある患者さんの心電図
Ⅰ・Ⅱ・Ⅲ・aV_Fで明らかなST上昇を認め、V_1〜V_5で対側性変化を認める。その後の検査で、右冠動脈の起始部での完全閉塞が確認された。

上昇が共通しているかに注目しましょう。ほかの誘導で対側性変化（reciprocal change）を認める場合も、心筋虚血の可能性が高まります。

一方で、広範な誘導でST上昇が見られる場合もあります。心膜炎によるST上昇は、冠動脈の支配領域に一致しない広範な誘導においてST上昇を認めることが特徴です。

ポイント3 そのほかの原因を考慮

ST上昇をきたすことがあるそのほかの原因として、左脚ブロック、ブルガダ（Brugada）症候群や早期再分極を挙げることができます。

ブルガダ症候群では、V_1〜V_3でcoved型とよばれる特徴的なST上昇を認める際に注意が必要です。

また、若年者に多い所見として早期再分極があり、健常者の1〜2％において認められるとされています。従来は問題のない所見と考えられていましたが、特発性心室細動において早期再分極を呈する頻度が高い報告があり[1]、今後注目さ

各波形に異常を見つけたら何が起こっている？　第2章

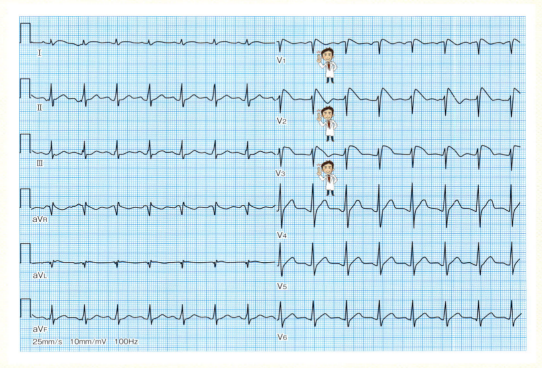

図2　若年での突然死の家族歴がある患者さんの心電図
V_1〜V_3でST上昇を認めており、特にV_2でcoved型の変化をきたしている。さらなるリスク評価のために、心臓電気生理検査が予定された。

れる可能性があります 図2 。

この不整脈・疾患は…

➡ 急性心筋梗塞、心膜炎、左脚ブロック、ブルガダ症候群、早期再分極などが考えられる！

■ 引用・参考文献 ■
1) Abe, A. et al. Circadian variation of late potentials in idiopathic ventricular fibrillation associated with J waves：insights into alternative pathophysiology and risk stratification. Heart Rhythm. 7（5）, 2010, 675-82.

ⓑ ST低下

1分でわかるST低下

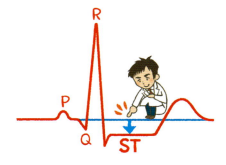

心電図でのST低下は、ST部分が基線よりも1mm以上低下している状態と定義されます。非常に多岐にわたる病態において観察される変化であり、随伴症状や心電図以外の検査所見を総合的に判断してください。

じっくり 低下したSTを見ていこう！

ポイント1 まずすべての誘導を確認して虚血性心疾患を鑑別

冠動脈の狭窄のために血流が不足すると、まず心内膜側の心筋から虚血を生じ、心電図ではSTの低下が観察されます 図1 。ST低下はⅡ・Ⅲ・aV_FやV_5・V_6で認めることが多く、ST上昇とは異なり、ST低下を認める誘導が虚血部位を反映しない点に注意が必要です。

また、ST低下を見つけた際には、ほかの誘導でのST上昇に対する対側性変化（reciprocal change）として変化をきたしていないかを確認する必要があります。

ポイント2 ST低下の形にも注目

ST低下は、その低下の形からも危険かどうかを判断することができます。

図2 に示した通り、上行型（up slope）とよばれるタイプのST低下は、心拍数の上昇などによって健常人でも出現することがあり、非特異的な変化であることが多いです。

一方で、水平型（horizontal）または下行型（down slope）とよばれるST低下の場合は、病的なことが多い特徴があります。

各波形に異常を見つけたら何が起こっている？　第2章

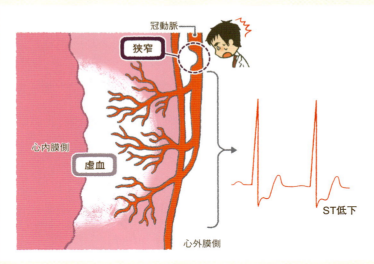

図1　冠動脈の虚血と心電図変化

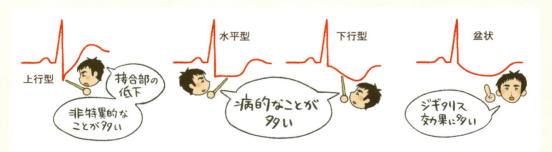

図2　ST低下の形態

　また、盆状とよばれる幅の広いST低下は、ジギタリス効果としてジギタリス製剤を内服している際に観察されることがあります。

ポイント3　そのほかの原因を考えよう

　左室肥大の際の左室胸部誘導（V_5・V_6）で、高いR波と同時に、ストレイン型のST低下が観察されることがあります。また、心疾患以外でも、くも膜下出血をはじめとした脳血管障害によってST低下が観察されることもあります。

この疾患は…

➡ **狭心症（発作時）、ジギタリス製剤の内服、心室肥大、脳血管障害などが考えられる！**

⑤ T波・U波の異常を見つけたら…

ⓐ T波が高い

> **⏱ 1分でわかるT波が高い**
>
>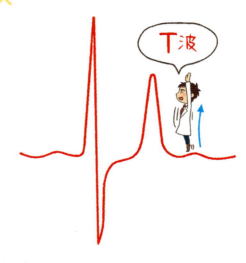
>
> 　T波の高さはQRS波の高さとの比で判断されることも多く、QRS波の主軸の大きさ（陽性QRS波ではR波高、陰性QRS波ではQ波あるいはS波の深さ）の1/10〜1/2の範囲が正常とされます。これを超えて（1/2以上）高いT波を認めた場合に、T波の増高と判断します。

🔍 じっくり 高いT波を見ていこう！

ポイント1 まず急性心筋梗塞の急性期と高カリウム血症を鑑別

　治療に緊急を要する急性心筋梗塞と高カリウム血症が鑑別すべき代表です。
　ST上昇型心筋梗塞の超急性期にT波の増高が見られ、その後、短時間でST上昇に移行するため、胸痛などの症状の確認や、その後の心電図フォローをすることが重要です。
　また、血清カリウム値が病的に上昇した場合にもT波の増高が見られます。この場合には、先鋭T波とよばれる幅が狭く先端が尖ったT波が観察されることが

各波形に異常を見つけたら何が起こっている？　第2章

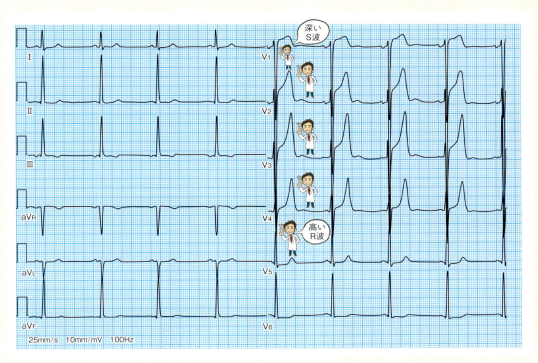

図1 高いT波
特に症状がない状態での心電図。V₂～V₄で高く尖ったT波が観察される。V₁の深いS波やV₅の高いR波から、左室高電位も同時に指摘することができる。原因は閉塞性肥大型心筋症であった。

特徴です。
　そのほかにも、左室肥大に伴って高いT波が観察されることもあります　図1 。

ポイント2　先行するQRS波の異常の有無を確認

　T波の異常は、心室脱分極を表すQRS波に引き続いて二次性に変化をきたすことも多く、脚ブロックやWPW症候群においても認められることがあります。二次性のT波の変化の場合には、原則として同じ誘導のQRS波とT波が逆向きを示す（discordant）ことが重要です。

ポイント3　そのほかの所見と総合的に判断

　T波は、正常例においても運動や過呼吸などに応じて非特異的に変化します。1回の心電図記録にこだわりすぎず、経時的な心電図変化を追跡することも重要でしょう。

この不整脈・疾患は…

➡ **急性心筋梗塞（超急性期）、高カリウム血症、左室肥大、左脚ブロックなどが考えられる！**

MEMO

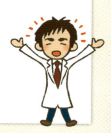

ⓑ T波が低い

🕐 1分でわかるT波が低い

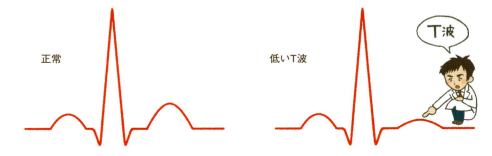

QRS波の主軸の大きさに比べてT波の高さが1/10未満の場合に、T波が低い（平底T波）と診断します。

じっくり 低いT波を見ていこう！

ポイント1 まず自覚症状を確認

　　　平底T波は何らかの心筋傷害で出現するとされていますが、臨床的には虚血性心疾患や心肥大が重要です。基礎疾患に乏しく、自覚症状がない場合には、非特異的なST-T変化であることが多いため、症状があるかが極めて重要です 図1。

ポイント2 症状がない場合には慌てない

　　　健康な女性にも見られることがあります。また、さまざまな検査を行っても原因がわからない場合もある所見なので、症状がない場合には慌てないことも重要です。
　　　T波が低い以外の心電図所見がないかを、総合的に判断してください。電解質異常（低カリウム血症）を認めることもあります。

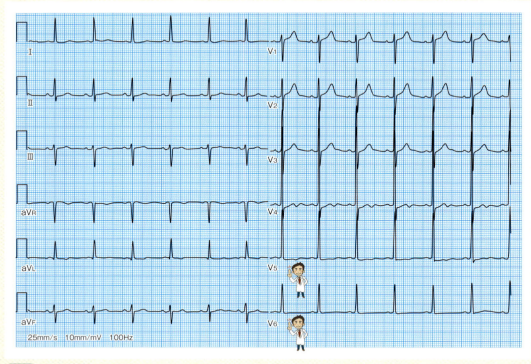

図1 低いT波
特に症状がない状態でとられた心電図。V₅・V₆で平底なT波を認め、非特異的な変化かと思われたが、精査の結果、心尖部に限局した肥大が見つかった。

> この疾患は…
> ➡ 虚血性心疾患、左室肥大、低カリウム血症、非特異的変化などが考えられる！

C T波の向きが反対

🕐 1分でわかるT波の向きが反対

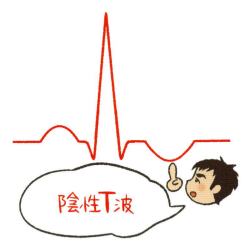

T波は、QRS波の主軸と同方向を向くものは正常です。T波が逆転し、陰性波（基線に対して下向き）となっている場合に、陰性T波と判断します。aV_RやV_1（場合によってV_2）では、健常者でも陰性T波を認めることがあります。

じっくり 陰性T波を見ていこう！

陰性T波は、臨床の場でさまざまな病態で出現することがあります。どのような状況で記録された心電図なのか、また患者さんの症状があるのかが最も重要です。

ポイント1 aV_R・V_1以外の誘導に注目

T波はaV_R・V_1では健常例でも陰性となることがあるので 図1、そのほかの誘導で出現している陰性T波を本稿では取り上げます。

ポイント2 虚血性心疾患を鑑別

陰性T波の原因は、通常、心筋の相対的な虚血（酸素不足）を表すとされています。原因として、虚血性心疾患や心肥大（酸素消費が大きくなるため相対的酸素不足となる）を忘れないようにします。

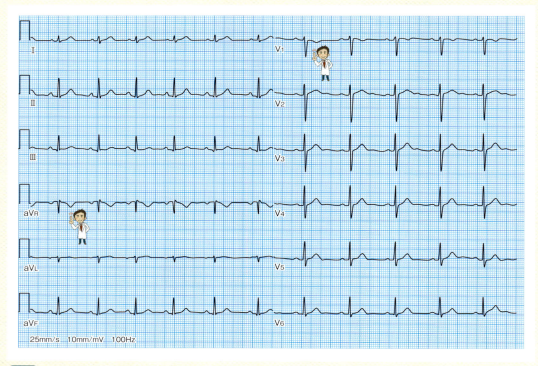

図1 aVRおよびV₁での陰性T波
健康成人の正常心電図を示す。aVRおよびV₁では陰性T波を認めているが、異常所見とは考えない。

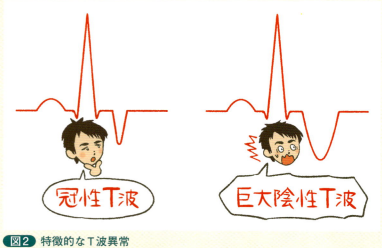

図2 特徴的なT波異常

各波形に異常を見つけたら何が起こっている？　第2章

ポイント3 特徴的なT波異常を知ろう

　　比較的幅が狭く（鋭く）、左右対称な陰性T波を冠性T波とよび、心筋梗塞の発症後の2、3日以降の間に出現するといわれています 図2。

　　また、10mm以上の深い陰性T波が観察された場合には、巨大陰性T波と判断します 図2。くも膜下出血を含む脳血管障害や肺動脈血栓塞栓症、左室肥大で出現することがあり、精査が必要な所見です。

この疾患は…

➡ **虚血性心疾患、左室肥大、脳血管障害、肺動脈血栓塞栓症などが考えられる！**

第2部

d U波が高い・向きが反対

🛈 1分でわかるU波が高い・向きが反対

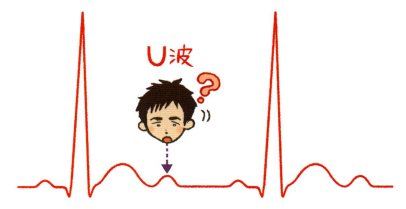

U波はT波の後に続く小さな振れで、その成因はいまだによくわかっていません。正常のU波はT波と同じ極性を示し、その高さはT波の高さの10％程度とされています[1]。

じっくり U波を見ていこう！

ポイント1 まずU波を認識

U波は非常に小さな波であることが多く、T波と重なることもあり、判読しにくい場合が多々あるために見落としがちです 図1。また、U波は陽性であることが正常の必須事項で、陰性のU波はただちに異常所見となります。

四肢誘導で0.1mV、胸部誘導で0.2mVを超えるものがU波増高とされています。U波がT波の半分を超えて高くなっている場合には、電解質異常（低カリウム血症）を考えるようにしましょう。

ポイント2 二相性のT波と鑑別

U波と思われる波形があっても、T波が二相性に変化しているように見えることがあります。特にV_1〜V_3においてU波を識別できることが多く、すべての誘導でU波がないかを確認するようにしましょう。

各波形に異常を見つけたら何が起こっている？　第2章

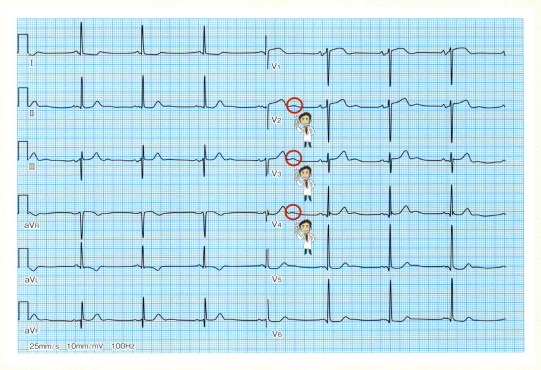

図1　陽性のU波
V₂～V₄で陽性のU波を観察することができる。正常のU波と考えられる。一般的にはV₂・V₃で見やすいとされている。

ポイント3　虚血が疑わしい場合にはV₄～V₆に注目

　心筋虚血によって陰性U波が出現する場合には、広範囲の心筋虚血を反映することが多く、経験的に左前下行枝の近位部における高度狭窄によって出現することが多いとされています。その際に、V₄～V₆において陰性U波が認識できることがあるため、これらの誘導に注目します。

この疾患は…

➡ **U波が高い場合は低カリウム血症、U波が陰性の場合には虚血性心疾患が考えられる！**

引用・参考文献
1) Lepeschkin, E. The U wave of the electrocardiogram. Mod. Concepts Cardiovasc. Dis. 38 (8), 1969, 39-45.

6 QT間隔の延長・短縮を見つけたら…

a QT間隔が長い

1分でわかるQT間隔が長い

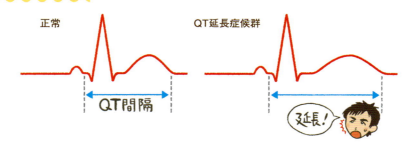

QT間隔を心拍数（RR間隔）で補正したQTc間隔が460msec以上である場合、QT延長と考えます。臨床的には、致死性の不整脈であるTorsades de Pointes（TdP）につながることがあります。

じっくり　長いQT間隔を見ていこう！

近年の心電図では、自動計測値としてQTc間隔が算出されていることが多いです。普段からQT間隔に留意するとともに、自動計測値も確認するようにしましょう。長いQT間隔の原因は、大きく先天性と後天性に分類されます。

ポイント1　先天性の場合はT波の形状に注意

聴覚障害を伴う場合（ジャーベル・ランゲ-ニールセン〔Jervell and Lange-Nielsen〕症候群）や、若年での突然死の家族歴がある場合には、先天性QT延長を疑います。

前胸部誘導で二峰性や二相性のT波が見られることがあります。基部がこぶのように幅の広いT波（T wave hump）が観察されることもあり、その形状に注意が必要です。

ポイント2　後天性では健常時のQT間隔と比較

後天性のQT延長では、QTc間隔の計測値と併せて、以前の健常時の心電図と

各波形に異常を見つけたら何が起こっている？　第2章

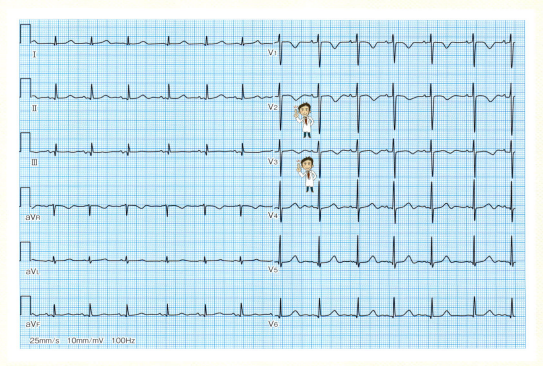

図1　長いQT間隔

V₂・V₃でのT波の陰転化を認め、QTc間隔が511msecと延長を認めている。以前の心電図と比較しても25%以上の著明な変化で、抗不整脈薬を投与したことによる薬剤性の原因と考えられる。

の比較が重要です。以前と比較して25%以上増加している場合にもQT延長ととらえてよいでしょう。

　薬剤性によることが多く、服用中の薬剤を確認することが重要です。頻度としては、抗不整脈薬や抗精神病薬、抗菌薬などが誘因となります **図1**。

この不整脈・疾患は…

➡ **電解質異常（低カリウム血症、低カルシウム血症）や薬剤性のQT延長、先天性QT延長症候群が考えられる！**

ⓑ QT間隔が短い

🕐 1分でわかるQT間隔が短い

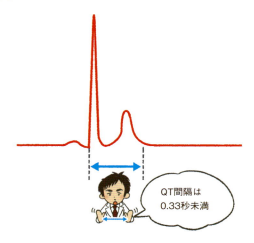

QT間隔は0.33秒未満

明確な定義はありませんが、一般的にQTc間隔が330msec未満である場合を著明なQT短縮と考えます。心臓突然死との関連が唱えられている心電図所見です。

じっくり 短いQT間隔を見ていこう！

ポイント1 軽度の短縮は気にしない

QT間隔が著明に短縮している頻度は、健常集団ではきわめてまれ（一般的にQTc間隔＜360msecが0.5％、QTc間隔＜330msecが0.01％）です。QTc間隔は男性において350msec、女性において360msec未満である場合にQT短縮と判定されますが、330msec未満でない場合には臨床上も問題となることはほとんどありません。

ポイント2 QT間隔は心拍数に依存

健常者においてQT間隔は運動や交感神経刺激などによって頻脈になった場合に短縮し、徐脈になった場合には延長します。このような心拍依存性のQT短縮が少ない（常にQT間隔が短い）場合にはQT短縮症候群を考えることがあります。

ポイント3 ほかの原因がないかを検索

二次性にQT短縮をきたす病態として、高カルシウム血症や高カリウム血症、発熱状態やジギタリス効果などがあり、除去できる原因がないかを鑑別する必要もあります。

この不整脈・疾患は…

➡ **電解質異常（高カリウム血症、高カルシウム血症）、QT短縮症候群が考えられる！**

MEMO

"ケアにつながる！"
診る看るわかる
実践セミナー

第3部

急性心筋梗塞の心電図はどんな変化がある？　第1章

公益財団法人 心臓血管研究所付属病院 循環器内科　医長
嘉納寛人

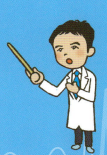

1 急性心筋梗塞とは？

急性心筋梗塞はどのように生じるの？

　心臓の表面には、心筋そのものへ血液を供給するための血管である冠動脈が走っています。冠動脈は大動脈の根元近くに左右1カ所ずつ入り口があり、たくさんの枝分かれをして心臓全体を取り囲むようになっています 図1 。

　急性心筋梗塞とは、冠動脈の血流が急激に低下あるいは途絶し酸素が届かなくなった心筋細胞が壊死する病気です。病態としては、主に冠動脈壁に生じた粥腫（プラーク）表面の膜が破れて（プラークの破綻やびらん）、急激に血栓形成が生じ、血液の通り道である冠動脈内腔が極度に狭くなる、あるいは閉塞することによって引き起こされます 図2 。血流の低下があっても心筋の傷害がまだ出ていない状態は不安定狭心症とよばれ、心筋傷害が出現すれば（トロポニン値の上昇

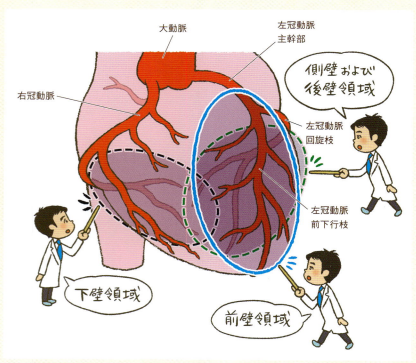

図1 冠動脈の走行と支配領域

急性心筋梗塞の心電図はどんな変化がある？　第1章

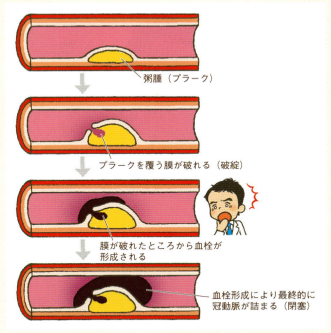

図2　ACSの病態

で判定）心筋梗塞となります。現在ではこのプラークの破綻に起因する病態を一連のものと考え、最終的な状態の心臓突然死までを含めて急性冠症候群（ACS）とよんでいます。

　このような変化による血流低下は、もともとあまり狭くなかった部位でも急速に生じることがあります。血流が低下し、心筋が壊死した部位では、壁運動が低下または消失し、心筋はいずれ線維組織へと置き換わってしまいます。部位によっては心内の弁の働きに支障をきたすこともあります。また壊死心筋の存在により電気的な異常から不整脈の原因にもなることがあります。

急性心筋梗塞ではどんな症状が起きるの？

■胸痛

　症状として最も典型的なものは胸痛です 図3 。心筋梗塞に由来する症状では、通常部位のはっきりとしない胸骨周辺の圧迫感または絞扼感のような痛みを感じます。そのほか病変の部位によって背部痛や心窩部痛（胃のあたりの痛みを訴える）を訴え、他疾患と間違えられる場合もあります。放散痛として左腕の痛みやだるさ、歯痛などを感じることもあります。

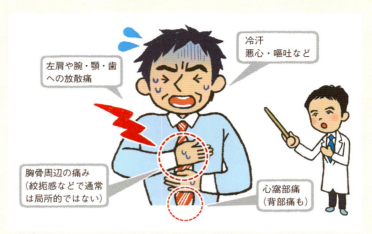

図3 急性心筋梗塞の症状

■ **随伴症状**

痛みに伴う症状（随伴症状）として、冷汗や悪心・嘔吐などがあります。このような随伴症状を伴う胸痛は、心筋梗塞によるものである可能性が高いと考えます。高齢者など痛みを感じにくい人では、嘔吐のみなど胸痛がない場合もあるので注意が必要です。

❷ 心電図の経時的変化を見ていこう！

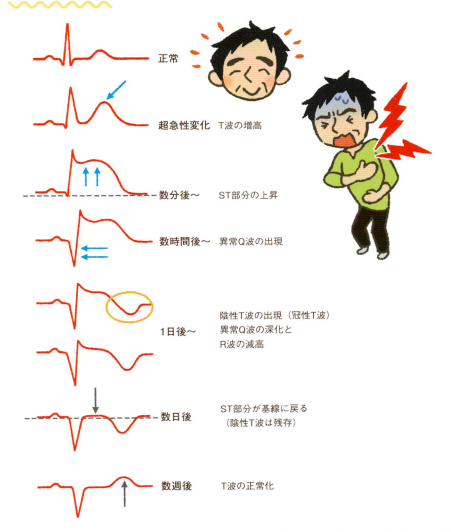

1分でわかる急性心筋梗塞の心電図の変化

急性心筋梗塞発症時に最初に見られる心電図変化がT波の増高で、引き続いてST上昇という有名な所見が認められます。その後、異常Q波が出現し、R波は高さがなくなってきます。発症1日くらいで陰性T波が現れ、数日かけてST部分は基線化して数週間ほどでT波も含めてST-T部分が回復します。

じっくり 心電図を見ていこう！

急性心筋梗塞には心電図のST変化によってST上昇型と非ST上昇型があります。梗塞部位によってはうまく心電図所見が検出できないという場合もありますが、主に冠動脈が詰まって心筋の内側から外側まで壁の厚み全体（貫壁性）が虚血になれば、ST上昇となります。一方で、冠動脈から遠い心筋の内側のみの虚血（心内膜下虚血）では、ST低下となります。

本稿では、このST上昇をきたす典型的な心電図所見の変化を説明します。

ポイント1 超急性期に生じるT波の増高

まず初めにT波が高くなります。p.123の図の通り、T波の頂点部分が尖って増高します。冠動脈閉塞直後の超急性期に生じるので、超急性期T波（hyperacute T wave）といい、病院に到着してから冠動脈が閉塞し、すぐに心電図をとれた症例などで見ることができる所見です。

ポイント2 上に凸の形状のST上昇

T波の増高に続き、数分後程度からp.123の図の通りST部分が上昇します。ST上昇時はR波の下降部分が基線まで下りる前に基線より高いST部分に移行します。心筋梗塞におけるST上昇ではST部分は通常の下に凸ではなく、上に凸の形状が特徴とされます。しかし、実際には形状の判断が難しいところもあるので、明らかに下に凸なST上昇は心筋梗塞の可能性が低くなる程度に考えてください。日頃から正常時の心電図があれば比較してみるようにすると、ST形状の変化が何となくわかってくるでしょう。

ST上昇は数日間程度で戻ってきますが、再灌流療法により早く改善することもあります。しかし、ST上昇が持続して戻らない場合は心室瘤を形成していることもあります。そのほか心膜液貯留時など心膜に炎症を起こしていてST上昇が遷延することがあります。

ポイント3 心筋傷害を表す異常Q波

心筋傷害（壊死）を表す波形であり、心筋傷害が非常に小さい場合には出現しないこともあります（非Q波梗塞）。発症後数時間程度で出現し、幅が0.04秒より長く、深さがQRS波全高の1/4以上あるQ波が、異常Q波と判断されます。Rがまったく存在せずQSパターンとなっているものも異常です。Q波は出現後に徐々に深くなり、それに伴いR波は低くなっていきます。

ST上昇型心筋梗塞では心筋の貫壁性壊死によりQ波を生じるものが大半で（Q

急性心筋梗塞の心電図はどんな変化がある？　第1章

波梗塞）、生じたQ波はその後も残存して慢性期の心筋梗塞の証拠となります。

ポイント4 ST上昇に連なって現れる陰性T波（冠性T波）

　発症後1日程度、あるいは再灌流した場合は早期のこともありますが、主にT波の終末部分あたりが下向きに逆転する（陰性化）所見が見られます。波形はST上昇部分に連なって現れる比較的尖った下向きのT波です。数週間から、場合によってはより長く残存することもあります。

　以上のような所見はそれぞれの梗塞部位を反映した誘導に現れます。次稿ではどのような部位の梗塞でどの誘導に変化が現れるかを解説します。

第3部

HEART nursing 2019 秋季増刊　**125**

❸ 梗塞部位と心電図がつながるようになろう！

ⓐ 広範前壁梗塞

🕐 1分でわかる梗塞部位と心電図

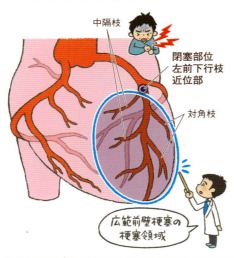

広範前壁梗塞は、心室中隔から左室前壁および側壁近くまでの広範囲にわたる心筋梗塞です。そのため、心電図変化が現れる範囲も大きく、中隔から側壁まで全体を反映してV₁〜V₆全体およびⅠ・aV_LにもST上昇が現れます。

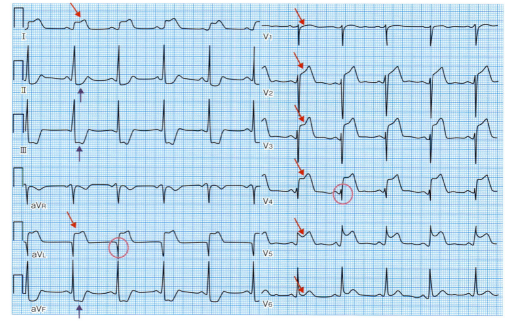

急性心筋梗塞の心電図はどんな変化がある？　第1章

じっくり　心電図を見ていこう！

ポイント1　広範前壁梗塞は、前壁中隔から側壁に及ぶ重症の梗塞

　広範前壁梗塞は、主に左前下行枝の近位部が閉塞した場合に生じ、左室前壁だけでなく前下行枝から分枝する中隔枝が栄養する心室中隔から対角枝が栄養する側壁近くまでの広範囲に虚血が及びます。そのため、虚血部位に対応して心電図変化が現れる誘導の範囲も大きく、胸部誘導では中隔を反映してV_1から側壁を反映したV_6まで全体に変化が生じます。また、側壁の変化を反映して四肢誘導のⅠ・aV_Lにも変化が現れます。本心電図で広範前壁梗塞症例の所見を確認してください（↘）。

　通常心筋梗塞でのST上昇は上に凸になると前稿で述べましたが、実際は本心電図の所見のように下に凸ともとれるような波形で、ただ基線よりも高くなっている場合も多々存在します。

ポイント2　心筋梗塞のST変化では鏡面像を確認

　心筋梗塞によるST変化は、典型的には梗塞部位と対称となる部位に鏡面像としての対側性変化（reciprocal change）が現れるので、この変化を確認するようにしましょう。

　本心電図では前壁（心臓の上側になる）と左室腔を挟んで反対側にあたる下壁を示す誘導（心臓を下から見る誘導 図1 ）にST低下が認められています（p.126：↑）。このような対側性変化を認めれば、そのST上昇は本物でしょう。

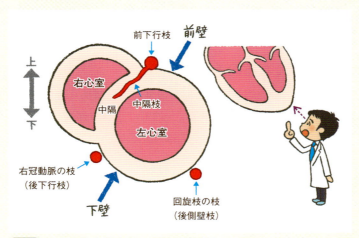

図1　心室を心尖部方向から見た断面図

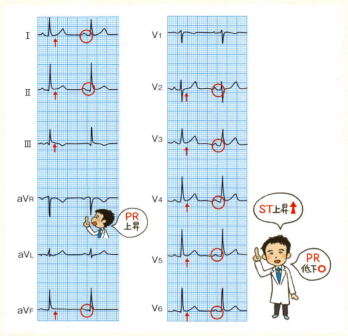

図2 急性心膜炎・心筋炎の心電図
広範なST上昇（主に下に凸）を認めるが対側性変化は認めない。心膜炎に特徴的な所見として、aV_RでPRが上昇し、ほかの多くの誘導でPR低下を認めている。

ポイント3 広範囲のST上昇をきたす他疾患との鑑別は？

　広範囲にSTが上昇するそのほかの疾患として、急性心膜炎・心筋炎などがあります。図2の場合のST上昇は、冠動脈の支配領域を越えて認められ、対側性変化も認められないことから、心筋梗塞と鑑別されます。

ポイント4 R波高が低くなるのも所見

　本心電図の胸部誘導では、まだ異常Q波は認められていませんが、V₄までR波よりS波の深さの方が大きくなっていて、R波が減高していることがわかります（p.126：◯）。また、aV_LではR波がなく、QSパターンになっています。

ⓑ 前壁中隔梗塞

🕐 1分でわかる梗塞部位と心電図

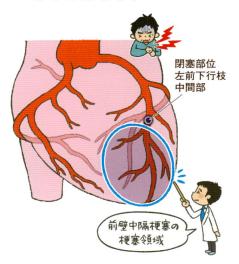

前下行枝閉塞による左室前壁および中隔の梗塞で、側壁方向まで及ぶ大きな対角枝領域は含まない範囲の前壁に起きている心筋梗塞です。そのため、心電図変化として中隔から前壁までを反映して胸部誘導でV₁〜V₄程度までST上昇が現れます。

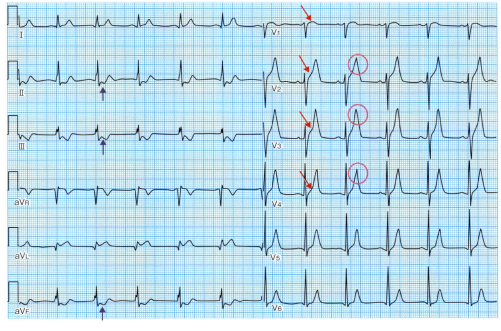

じっくり 心電図を見ていこう！

ポイント 1 前壁中隔梗塞は左前下行枝の中間部あたりの閉塞

前壁中隔梗塞は、広範前壁梗塞と比較してもう少し末梢側で閉塞した場合に生じ、左室前壁と心室中隔のもう少し心尖部に近い範囲のみが梗塞になります。

ポイント 2 心電図変化は前壁領域のV1〜V4、対側性変化は下壁領域

本心電図は前下行枝中間部が閉塞した症例で、胸部誘導で中隔に対応するV1〜V4あたりまでST上昇が現れ（↘）、対側性変化としてⅡ・Ⅲ・aVFでST低下を認めています（↑）。

ポイント 3 早期の心電図では異常Q波はなく、T波の先鋭化が見られる

本心電図は比較的早期で、異常Q波の出現はなく、R波も比較的よく保たれており、まだT波が先鋭化している（超急性期T波）のも確認できます（○）。

ポイント 4 ST上昇が現れる誘導が多いほど広範囲の心筋梗塞

側壁の状態を反映するⅠ・V6では変化は明らかではありませんが、V5は微妙な所見でaVLではSTが上昇しているように見えます。心電図変化は、梗塞部位によって **表1** のように現れると一般的にいわれています。

しかし、実臨床では前壁中隔梗塞ならば胸部誘導の心電図変化はV4までで、Ⅰ・aVLには変化はなく、広範前壁梗塞ならV6までで、Ⅰ・aVLも変化するというようにクリアカットにはいきません。大事なことは、V5でもV6でもⅠ・aVLでもST上昇が見られる範囲が広くなってくると梗塞範囲が広く、より重症で血行動態などにも影響が出る可能性があると認識できることです。

急性心筋梗塞の心電図はどんな変化がある？　第1章

表1 梗塞部位と異常Q波などの心電図変化が現れる誘導の関係

	I	II	III	aVR	aVL	aVF	V1	V2	V3	V4	V5	V6
前壁中隔							○	○	○	○		
側壁	○				○						○	○
広範前壁	○				○		○	○	○	○	○	○
下壁		○	○			○						
後壁側壁		○	○			○					○	○
純後壁							○*	○*				

＊純後壁梗塞では異常Q波は高いR波、ST上昇はST低下として現れる。

HEART nursing 2019 秋季増刊

ⓒ 側壁梗塞

🕐 1分でわかる梗塞部位と心電図

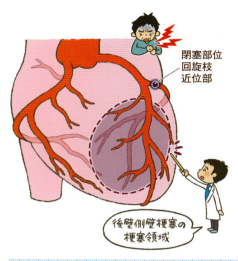

閉塞部位
回旋枝
近位部

後壁側壁梗塞の梗塞領域

　回旋枝近位部の閉塞で、側壁から後壁にかけての心筋梗塞です。側壁を表すV₅〜V₆と後壁を反映してⅡ・Ⅲ・aV_FにもST上昇を認めます。後壁の対側性変化として、V₁〜V₄ではST低下を認めています。

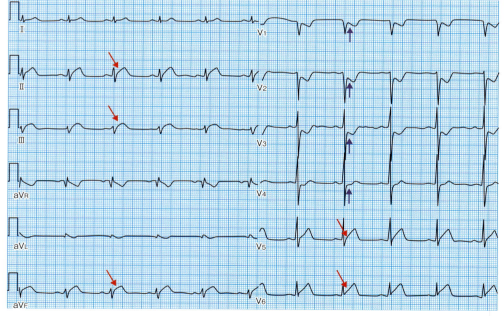

急性心筋梗塞の心電図はどんな変化がある？　第1章

じっくり　心電図を見ていこう！

ポイント1　側壁梗塞はV5〜V6で、高めの側壁はⅠ・aVL、下壁まで及べばⅡ・Ⅲ・aVFも

　　本心電図は回旋枝の近位部の閉塞ですが、閉塞した先の回旋枝が心臓の下側まで回り込んでいたため後壁まで虚血になっており、後壁側壁梗塞の心電図所見を呈しています。そのため、ST上昇がV5〜V6だけでなく、Ⅱ・Ⅲ・aVFにも認められています（↘）。後壁のST上昇の対側性変化として、V1〜V4にはST低下を認めています（↑）。

　　閉塞した回旋枝がより側壁の高い位置を走っていた場合は、Ⅰ・aVLでもSTが上昇します。その際、Ⅱ・Ⅲ・aVFでST上昇がなければ、いわゆる側壁梗塞（Ⅰ・aVL・V5〜V6のみST上昇）となります。高位側壁枝や側壁を走る対角枝のみが閉塞した場合は、Ⅰ・aVLだけにST上昇所見を認めることがあり、この場合は高位側壁梗塞となります。

ポイント2　後壁梗塞はST上昇が見られず見逃されやすい

　　閉塞した回旋枝がより小さい範囲の純後壁（心臓の背側）のみを灌流していた場合は、純後壁梗塞となります。その際は、背中側に対応する誘導がなくST上昇をとらえることはできないので、心筋梗塞であることが見逃されやすくなってしまいます。

　　そのときの所見としては、V1〜V2に対側性変化としてST低下、異常Q波の反映として高いR波（R/S比＞1：通常右側胸部誘導ではR波よりS波高が大きい）が認められます　図1。またもう少し時間が経過すると、冠性T波の対側性変化としてT波の増高も認めることがあります。これらの所見を知っていると、胸痛などの症状と併せて後壁梗塞の診断をすることが可能となります。

第3部

HEART nursing　2019　秋季増刊　133

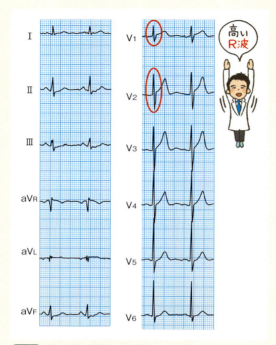

図1 純後壁梗塞の心電図
回旋枝中間部の閉塞による亜急性後壁梗塞症例。
V_1～V_2で異常Q波の代わりに高いR波を認めている。

d 下壁梗塞

1分でわかる梗塞部位と心電図

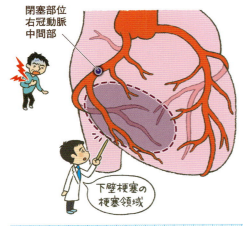

右冠動脈の閉塞で下壁梗塞を起こした症例です。下壁に対応する誘導のⅡ・Ⅲ・aV_FにST上昇が認められ、異常Q波も出現してきています。また対側性変化としてⅠ・aV_L・V_2～V_6と広範囲にST低下を認めています。

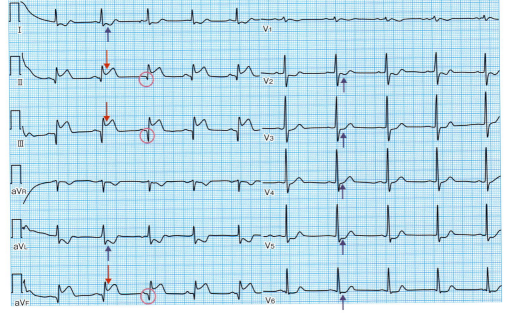

じっくり 心電図を見ていこう！

ポイント 1 下壁梗塞ではⅡ・Ⅲ・aVFのST上昇と異常Q波

　本心電図は、右冠動脈の閉塞で大きな右室枝は絡まない、つまり右室梗塞を併発していない下壁心筋梗塞症例です。そのほか下壁まで栄養する大きな回旋枝の病変でも、下壁梗塞が発症することがあります。本心電図では、典型的な下壁梗塞の所見として、Ⅱ・Ⅲ・aVFのST上昇が認められています（↓）。本症例では心電図をとった際には数時間が経過しており、同じ誘導に異常Q波も出現しています（○）。

　ST上昇の対側性変化として、Ⅰ・aVL・V2～V6と広範囲にST低下が現れており（↑）、下壁からやや右側方までSTが上昇している大きな梗塞領域であると推測されます。

ポイント 2 下壁梗塞では徐脈を伴いやすい

　本症例では見られていませんが、下壁梗塞ではしばしば徐脈を呈することがあります 図1 。

　1つの機序としては、下壁領域には迷走神経が豊富に分布しているため、迷走神経の緊張によって洞徐脈や洞停止、房室ブロックを呈することがあります。もう1つは右冠動脈からは洞結節枝や房室結節枝が分枝しているため、それらの枝の閉塞によって直接当該部位の虚血を起こすことで同様に徐脈を引き起こすというものです。

　これらの徐脈は一過性であることが多く、永久ペースメーカーの適応となることは少ないのですが、一時ペースメーカーや徐脈に対するアトロピンなどの薬剤投与はたびたび必要となるので留意しましょう。

急性心筋梗塞の心電図はどんな変化がある？　第1章

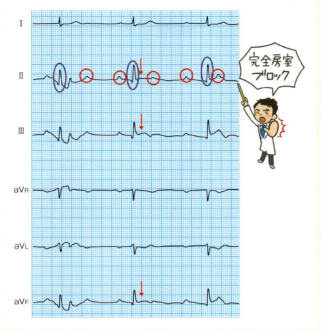

図1 徐脈（心拍数40回/min程度）を伴う下壁梗塞
下壁梗塞でⅡ・Ⅲ・aV_FのST上昇（↓）を認め、またP波（○）とQRS波（○）がそれぞれ独立して一定の間隔で出現しており、完全房室ブロックを呈している。

❹ 右室梗塞だと心電図はどうなるの？

🕐 1分でわかる右室梗塞と心電図

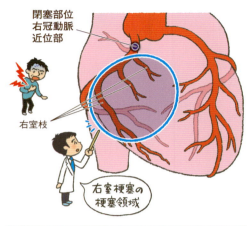

　右室梗塞は、通常右冠動脈の閉塞で大きな右室枝も閉塞してしまい、下壁梗塞に伴って発症します。本心電図は右冠動脈近位部の閉塞で下壁梗塞を起こしており、Ⅱ・Ⅲ・aV_FにST上昇および対側性変化としてⅠ・aV_L・V_5〜V_6にST低下を認めています。右室梗塞の所見としては、V_1でも著明なST上昇を認めています。

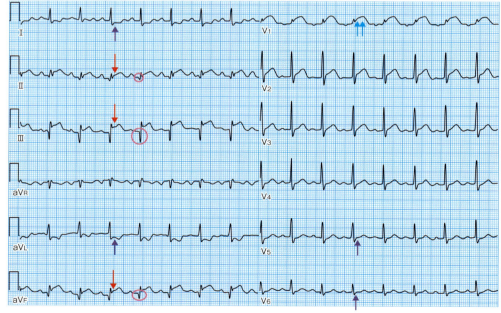

急性心筋梗塞の心電図はどんな変化がある？　第1章

じっくり　心電図を見ていこう！

ポイント1　右室梗塞は下壁梗塞に合併しやすい

　　右室梗塞は主に右冠動脈から分枝する右室枝の閉塞によって起こり、右冠動脈の閉塞から起こる下壁梗塞の30％程度に合併します。右室梗塞では、右冠動脈近位部閉塞が多いため、洞徐脈や房室ブロックを伴いやすくなります。

ポイント2　Ⅱ・Ⅲ・aVF のST上昇に、V1 のST上昇が合併したら右室梗塞を疑おう

　　下壁梗塞ではⅡ・Ⅲ・aVF でST上昇を認め、対側性変化として胸部誘導ではST低下を多く認めますが、V1 でST上昇を認める場合は右室梗塞の存在を疑います。本心電図でも下壁誘導のST上昇（↓）と異常Q波（○）、Ⅰ・aVL・V5 ～V6 のST低下（↑）を認め、V1 では著明なST上昇（↑↑）を認めています。

ポイント3　下壁梗塞ではできるだけ右側胸部誘導も記録しよう

　　このように右室梗塞を疑う場合はもちろんですが、下壁梗塞の場合はそれなりの確率で右室梗塞を合併するので、右側胸部誘導をできるだけ記録するようにしましょう。V1 のST上昇は必ずしも感度が高くないので、これがなくても右室梗塞は否定できません。

　　右側胸部誘導はV3 ～V6 を左右対称の位置に貼って記録します 図1 。このV3R～V6R でST上昇を認めた場合は、右室梗塞を合併しているものと考えます。特に、V4R の1mm以上のST上昇所見が診断に有用ですが、このST上昇所見は発症10時間程度で消失してしまうため、この診断的意義は10時間以内に限られます。

ポイント4　右室梗塞は血行動態に与える影響が左心室の梗塞とは異なる

　　右室梗塞では左心系へ血液が送られにくくなるため、肺うっ血はきたさずに心拍出量が減少し、血圧が低下しやすい状態になります。そのため、右室梗塞を伴わない心筋梗塞とは異なり、亜硝酸薬などの血管拡張薬は基本的に禁忌で、しばしば血圧維持のために大量の補液を必要とすることもあります。

　　このように右室梗塞の有無によって対応が異なるため、右側胸部誘導などを用いて右室梗塞がないかを調べることは大切です。

HEART nursing　2019　秋季増刊　**139**

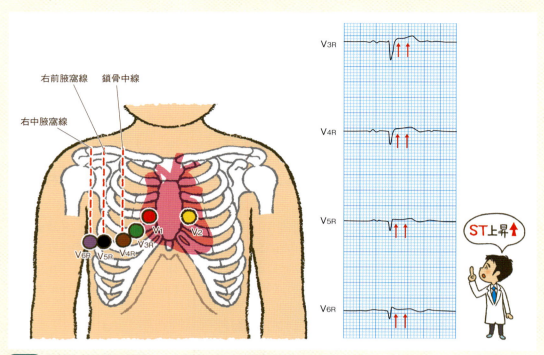

図1 右側胸部誘導の位置と右室梗塞での右側胸部誘導のST上昇所見

❺ 治療とケアのポイントを押さえよう！

ⓐ 初期治療

緊急PCIの準備を行おう！

　現在急性心筋梗塞に対する治療としては、primary PCIの予後改善効果が確立されており、いかに早く再灌流療法を行うかがポイントです。初期対応をしながら緊急PCIができる施設では、カテーテルの準備も並行して行い、PCIができない施設では、緊急PCIに対応できる施設への転送を考慮します。転送に2時間以上かかる場合で発症後間もない症例のみ、血栓溶解療法（静注）を行うこともあります。

初期対応でのケアのポイントは3つ

　初期対応でのケアのポイントは、まず①バイタルサインをしっかりチェックすること、②疼痛の状態を把握して処置にあたること、③遅滞なくPCIにつなげていくことを考えながら動くことです。バイタルサインが安定していない場合は、カテーテル室へ移動する前にできる限りバイタルサインを安定化させることを考えます。血圧の管理（昇圧薬投与や硝酸薬持続投与などでの降圧）や呼吸状態と酸素化の安定（酸素投与、必要なら陽圧換気など）、不整脈に対する対処などを行います。

　また、PCIのアクセスルートの邪魔にならない場所（橈骨動脈アプローチでは反対側の腕など）に静脈ルートを確保し、しばらく床上安静となるため尿道留置カテーテルも挿入します。痛みは血圧上昇や不整脈などを惹起するので、処置は痛みに注意しながら可能な限り愛護的に行います。またこれらの処置にあたりながら同時に必要な情報も収集していきます（身長・体重、アレルギー、既往歴と現在の使用薬剤、腎機能など）。

MONAの順で考えていこう

　急性心筋梗塞の初期治療としては、有名なMONAがあります。
　■M：モルヒネによる鎮痛
　まずはモルヒネによる鎮痛（2～4mgずつ静脈内投与）です。胸痛が持続すると心筋酸素消費量が増加し、梗塞の拡大や不整脈の発生にも関わるため、可及

的速やかに鎮痛を図ります。看護師は患者さんに疼痛の程度を確認するだけでなく、表情なども観察して疼痛管理が十分かを評価しましょう。

■O：酸素投与

次に酸素投与ですが、最近は低酸素血症のない患者さんへのルーチンの酸素投与は必要ないとされています[1]。動脈血酸素飽和度（SpO$_2$）を確認し、低下を認める場合や心不全徴候がある場合には迷わずに酸素を投与しましょう。

■N：硝酸薬投与

硝酸薬については、胸部症状が持続している場合にはまず舌下錠またはスプレーで投与します。収縮期血圧が90mmHg以下、あるいは普段より明らかに低い症例、右室梗塞が疑われる症例では投与すべきではないので、投与前に血圧と心電図を確認することを怠らないようにしましょう。

■A：アスピリン投与

アスピリンは、アスピリン喘息や過敏症がないことを確認してから投与します。またprimary PCIを前提としているので、施設ごとに決めたタイミングでチエノピリジン系薬（クロピドグレル、プラスグレルなど）の内服でのローディングも行います。そのほか、ヘパリンの静脈内投与も行います。これらの対処をしながら突然の不整脈の出現がないかなど、モニターにも絶えず注意を払っておくようにします。

b 再灌流治療

発症から再灌流が行われるまでの虚血時間を短く！

　前述したように、現在急性心筋梗塞に対する治療の主体は、血栓溶解療法を行わずに冠動脈造影を行って直接カテーテル治療（PCI）を行って再灌流を得るprimary PCIです。ST上昇型急性心筋梗塞での再灌流療法のポイントは、発症から再灌流が行われるまでの虚血時間をいかに短くするかです。一般的に発症12時間以内ではprimary PCIを考慮しますが、来院するまでの時間は管理できないので、われわれは来院後から再灌流までの時間をできるだけ短くする必要があります。

　心電図でST上昇が確認されたら急いでPCIの準備をし、来院後遅くとも90分以内にはワイヤー、デバイスを通過させて血流を少しでも再開させることが必要です。可能であれば60分以内あるいはさらに短い時間をめざします。

ステント留置時には抗血小板薬2剤併用療法（DAPT）が可能かを確認！

　PCIでの手技には、 **図1** のようなものがあります。現在のPCIではステント治療が主な方法であり、心筋梗塞の治療においてもステントを留置することが多くなっています。近年は、薬剤溶出性ステントの安全性が向上し、再血行再建を減らすことから心筋梗塞でもファーストチョイスになってきています。

　ステントを留置する場合は、抗血小板薬2剤併用療法（DAPT）が必須になるので、DAPTが可能であることを確認してから、PCIを施行するまでにアスピリンとチエノピリジン系薬がきちんと投与されているかを必ず確認しましょう。

ステント留置以外の治療も知っておこう

　ステント留置以外にも急性心筋梗塞は血栓性病変も多いため、血栓吸引療法や可能な施設ではエキシマレーザーなども使用されます。一方で、ロータブレーターなどは末梢塞栓の危険もあるので、それほど出番はありません。また、これらの拡張と同時に血栓やプラークが末梢塞栓を起こして心筋傷害を起こすことを防ぐため、末梢保護デバイスを併用することもあります。

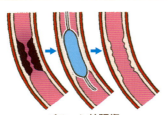
バルーン拡張術
風船でプラークを血管壁ごと押し広げる

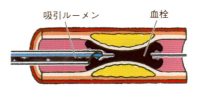
血栓吸引療法
先端の吸引口から吸引ルーメンを通じて体外まで血栓を吸い出す

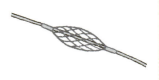
末梢保護デバイス
上図はフィルター型のものでワイヤーの先端付近にバルーンがついたバルーン閉塞型のものもある

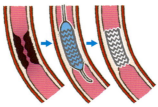
ステント留置術
（ベアメタルステントまたは薬剤溶出性ステント）
風船で広げた状態をステントを留置して維持する

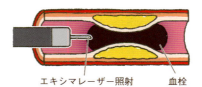
エキシマレーザー
レーザー照射によって血栓を除去する

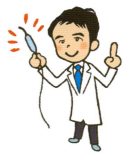

図1 主なPCIの手技（拡張方法など）

手技中はバイタルサインをチェック！

　手技中は造影剤使用などでさらに心負荷がかかるので、モニターでの不整脈のチェックや心不全傾向が出ていないか、心拍数や呼吸状態、SpO₂の変化などに留意します。

再灌流後も不整脈による急変に要注意！

　PCIにより無事再灌流が得られるとひと安心のようですが、再灌流によって再灌流性不整脈として心室頻拍／心室細動や完全房室ブロックなどの不整脈が出現して急変することもあるので油断はできません。また再灌流によって、一時的に患者さんの胸部症状などが強くなることもあるので、その際には患者さんにその旨を伝えて不安を軽減させる、追加の疼痛管理を行うなどの対処が必要になります。再灌流が得られたときも患者さんのバイタルサインの変化に注意しましょう。

ⓒ 合併症治療

不整脈と心不全が主な合併症

心筋梗塞にはいろいろな合併症があります。主な合併症を 表1 に挙げます。不整脈と心不全が最も一般的に遭遇する合併症です。

それぞれの不整脈に対する対処を知ろう

発症早期の2～3日は、特に心電図のモニタリングが重要で、CCU管理とします。

心室頻拍/心室細動では基本的に電気的除細動を行い、低カリウムなどがあれば補正します。また再発予防としてマグネシウムの補充やアミオダロンの投与を

表1 急性心筋梗塞の合併症

不整脈	心室不整脈 上室不整脈 徐脈性不整脈	心室頻拍/心室細動：発症後早期に多い 促進性心室固有調律：治療不要 心房細動/粗動：特に心不全などがあると多い 洞徐脈や房室ブロック：急性期に出るが多くは一時的
心不全	肺うっ血や肺水腫 低心拍出、心原性ショック	ポンプ機能の低下により心不全をきたす 低心拍出量状態ではショックとなることもある 右室梗塞は低心拍出状態を惹起させる
機械的合併症	左室自由壁破裂（LVFWR） 心室中隔穿孔（VSP） 乳頭筋断裂（PMR）	心筋梗塞によって脆弱になった心筋が破裂して起こる
急性腎障害		造影剤腎症、コレステリン塞栓、低心拍出による腎機能低下など複合的な要因による
出血性合併症	穿刺部出血 消化管出血などそのほかの出血	PCI施行後の穿刺部合併症は待機的PCIより多い 急性心筋梗塞では強力な抗血栓療法の施行とストレスにもさらされていることから消化管出血などに注意が必要
そのほかの合併症	再梗塞 心膜炎	PCI後再度の胸痛やST上昇ではステント閉塞（血栓症）を疑う 急性期は oozing rupture も考慮、数週後に心筋梗塞後症候群発症もある
	脳卒中 静脈血栓症	心原性脳塞栓など 安静などによる深部静脈血栓症など

行います。

促進性心室固有調律は予後を悪化させるものではないため、治療は不要です。

上室不整脈では心房細動／粗動をしばしば認めます。血行動態に異常をきたせば電気的に除細動をかけますが、再発することも多く、血行動態に異常がなければβ遮断薬を中心にレートコントロールを行います。アミオダロンを検討してもよいでしょう。心不全などがあれば、その管理だけで洞調律に復することも期待できます。

徐脈性不整脈は特に右冠動脈病変で多く見られます。まずはアトロピンなどで対処しますが、テンポラリーペースメーカーを要する場合もあります。通常は恒久ペースメーカーの適応となることは多くありません。

左心不全・右室梗塞合併心不全の場合それぞれをチェック！

心不全は心臓のポンプ機能の低下により発症します。

■左心不全の場合は呼吸状態に注意！

肺うっ血などの左心不全に関しては、呼吸状態に注意してください。SpO_2の低下がないかをチェックすることも大切ですが、頻脈が続く場合や頻呼吸傾向の場合などは、心不全の徴候なので注意しましょう。低酸素や心不全傾向があれば酸素を投与します。酸素化が不十分ならば、マスクを用いた非侵襲的陽圧換気を行います。血圧が保たれていれば、前負荷を軽減させるため硝酸薬や利尿薬を用い、疼痛管理も含めてモルヒネ投与も検討します。また血圧が高すぎれば、後負荷の解除も大切なので降圧を考慮します。

■右室梗塞合併心不全の場合は心拍出量を保てるように

右室梗塞合併心不全では補液をしっかり行い、心拍出量を保てるように補助します。

■薬剤での管理が十分ではない場合は機械的補助を

薬剤での心不全管理が不十分な場合は、機械的補助を行います、IABPや最近ではIMPELLAが適応になります。心原性ショックではさらに必要であればVA-ECMO（PCPS）を用いますが、長期管理を要する場合は補助人工心臓（LVAD）が必要になります。

バイタルサインの確認と聴診で機械的合併症を発見できるようになろう！

機械的合併症は心筋の破裂によるもので、発症24時間以内に多く、1週間目

急性心筋梗塞の心電図はどんな変化がある？　**第1章**

程度まで発症する可能性があります。基本的に外科治療の適応ですが、致死率は高くなります。バイタルサインの確認だけでなく、中隔穿孔や乳頭筋の問題による僧帽弁閉鎖不全などは心雑音で気づかれることもあるので、心筋梗塞後は聴診にも気をつけ、異常があれば報告して心エコーなどをチェックしましょう。

急性腎障害の場合には検査値だけでなく尿量や足指なども チェック！

　急性腎障害も比較的多く見られます。心不全に伴うものや造影剤使用に伴うものなどがあります。検査値だけでなく、尿量などにも気を配りましょう。またコレステリン血症などでは、足指などに特徴的な変化が現れることもあるので観察してください。

■■ **引用・参考文献** ■■

1)　急性冠症候群ガイドライン（2018年改訂版）. 2017-2018年度活動. 2019. http://www.j-circ.or.jp/guideline/pdf/JCS2018_kimura.pdf

MEMO

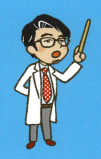

第2章
ペースメーカーの有無で心電図は何が違う？

公益財団法人 心臓血管研究所付属病院 循環器内科
大井田充範

① ペースメーカーの仕組みとモードの意味・種類を押さえよう！

ペースメーカーの基本動作を知ろう！

　ペースメーカーの目的は自己心拍が不足したときの心拍を補完することで、ペースメーカーに設定された下限レートを自己心拍が下回る場合にペーシングを行います。

　ペースメーカーは自己心拍の過不足を、リード先端部分での電気的活動の捕捉で判断しています（センシング）。リードは1本なら右心房か右心室、2本ならその両方に位置し、それぞれ各場所をペーシング・センシングしています 図1 。なお、センシングには制限時間があり、時間内にセンシングがなければ、自己心拍不足と判断されペーシングが入ります。時間内にセンシングがあれば、自己心拍十分と判断されペーシングは入らず、制限時間はリセットされたうえで次のセンシングを待ちます。これが基本動作です。

ペースメーカーのモードとは？ 3文字はそれぞれどのような意味がある？

　では、次はペースメーカーのモードについて見てみましょう。ペースメーカー

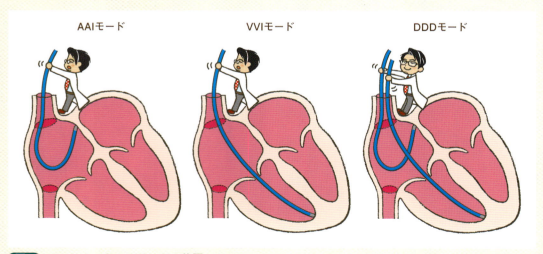

図1　ペースメーカーのリードの位置

表1 ペースメーカーモード

NBGコード		
1文字目（ペーシングの位置）	2文字目（センシングの位置）	3文字目（センシング後の動作）
A：Atrium（心房）	A：Atrium	I：Inhibit（ペーシングしない）
V：Ventricle（心室）	V：Ventricle	T：Trigger（同期してペーシングする）
D：Dual（A、V両方）	D：Dual	D：Dual（I、T両方）
O：nOne（なし）	O：nOne（なし）	O：nOne（なし）

モードは3文字の並びで表現され、それぞれ **表1** のような意味となっています。このうち最も重要なのは1文字目の「ペーシングの位置」なので、しっかり意識しましょう。

2文字目と3文字目はセットで考えるとよいでしょう。それぞれ「センシングの位置」と「センシングできたら1文字目の場所で何をするか」を意味しています。忘れがちですが、「センシングできなかった場合にはペーシングする」というのはモードによらず（1文字目がOでない限り）共通です。

30通り以上のペースメーカーモードがありますが、実際に用いられるのはAAI、VVI、DDDなどの数種類です。

■AAI・VVIモードとは？

AAIは「A（1文字目）をペーシングする、ただしA（2文字目）でセンシングされたらペーシングしない（I）（3文字目）」という意味になります。VVIも同様です。AAIとVVIモードの場合には、制限時間は下限レートと同義です（下限レート60回/min＝制限時間1秒に1回センシングできるか）。

■DDDモードとは？

DDDモードは「D（1文字目）をペーシングする、ただしD（2文字目）でセンシングされたら同期してペーシングする or しない（D）（3文字目）」となります。すなわち、①②のようにセンシング・ペーシングがあります。

① 心房での自己心拍（P波）がセンシングできない場合には心房をペーシング、心室での自己心拍（QRS波）もセンシングできない場合には心室をペーシングします。

② 心房でのペーシング後、あるいは心房での自己P波のセンシング後（この場合には心房ではペーシングされていません）には、自己P波に同期しそれに続く形で、今度は心室でのセンシングを待ちます。ここにも制限時間があり、

これを「AV delay」とよびます。この間に心室のセンシングがあれば心室は
ペーシングされず、心室のセンシングがなければ心室はペーシングされます。
この②のように、心房・心室間で連携するのがDDDモードの特徴です。

■VDDモードとは？

　一方、VDDモードは「V（1文字目）をペーシングする、ただしD（2文字目）
でセンシングされたらペーシングする or しない（D）（3文字目）」となります。
DDDモードとの違いは、自己のP波がない場合でもAのペーシングが入らない
点です。

② ペースメーカーモードとその心電図波形の特徴は何だろう？

ペーシングを確認することが最も重要！

　ペースメーカーの心電図で最も重要なことは、ペーシングを確認することです。ペースメーカーが作動している場合、P波またはQRS波の直前に上下方向に短い直線があります。これを「ペーシングスパイク」とよび、これに心筋が応答することよって脈が作られます。

AAIモードの心電図は、心房がセンシングかペーシング

　図1 はAAIモードの心電図です。心房はセンシング（As）かペーシング（Ap）のいずれかです。ペーシングスパイクの直後にP波が確認でき、この場合はApとなります。また、ペーシングスパイクを伴わないP波（図1 の3拍目）は自己心拍によるP波をセンシングしています（As）。なお、AAIモードなので、QRS波はすべて自己心拍です。

VVIモードも心室がセンシングかペーシングのいずれか

　図2 はVVIモードです。これもコンセプトは同じで、心室のセンシング（Vs）か心室のペーシング（Vp）のいずれかです。ペーシングスパイクの直後にQRS

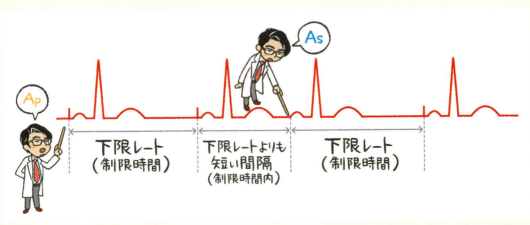

図1　AAIモード

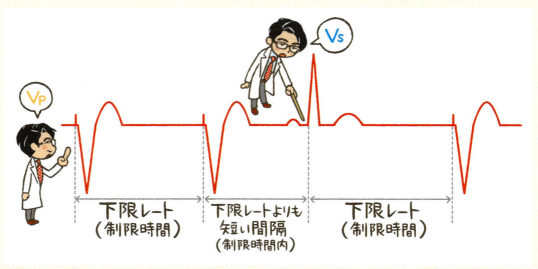

図2 VVIモード

波が確認できます（Vp）。ペーシングスパイクを伴わないQRS波（図2の3拍目）は自己心拍によるQRS波をセンシングしています（Vs）。また、特徴としてVpのときには通常の刺激伝導系に由来する伝導ではないため、幅広いQRS波（wide QRS）となります。

AAIとVVIは下限レートに注意！

　AAIとVVIモードで特に留意することは下限レートです。自己心拍が下限レートを下回ると、ペーシングスパイクが入り（ペーシングが入り）、それ以前に自己心拍が出れば入りません。ペーシングスパイク間の間隔が下限レートに相当するので、まずはこれを確認するようにしましょう。

　なお、AAIとVVIモードはいずれも、ペーシングが入らない場合にはすべて自己心拍となっています。

DDDモードは下限レートだけでなくAV delayも考慮

　図3のDDDモードでは前述の下限レートによる制限時間のほかに、AV delayも考慮する必要があります。自己のP波がセンシングできれば（≒自己P波の回数が十分）ペーシングせず（As）、センシングできなければ（≒自己P波の回数が設定を下回る）ペーシング（Ap）が入ります。

ペースメーカーの有無で心電図は何が違う？　第2章

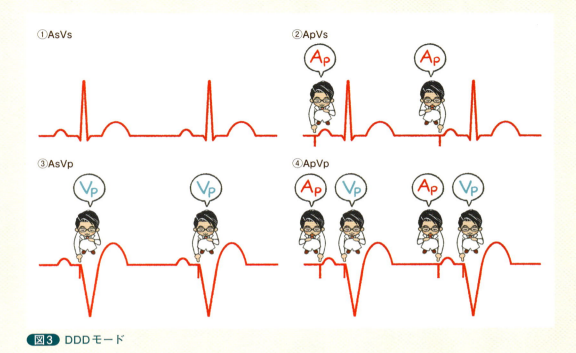

図3　DDDモード

　その後、AV delay間に心室がセンシングできれば（≒自己のQRS波がある）ペーシングせず（Vs）、センシングできなければ（≒自己のQRS波がない）ペーシング（Vp）が入ります。言い換えると、DDDモードでVpが入るのは、AV delay間にVsができない場合になります。

DDDモードはAs・ApとVs・Vpの組み合わせ

　DDDモードは前述のAs・ApとVs・Vpの組み合わせになります。波形上は、①AsVsは自己心拍による通常の心電図、②ApVsはAAIモード、③AsVpはVVIモードが作動したときとそれぞれ同様になります。心房と心室が両方ペーシングされるのが、④ApVpです。

HEART nursing 2019 秋季増刊　155

3 ペースメーカー不全の場合、心電図はどうなるの？

ペースメーカー不全は主に「ペーシング不全」と「センシング不全」

ペースメーカー不全には、「ペーシング不全」と「センシング不全」があります。ここではVVIモードを例に確認していきましょう。

ペーシング不全は「出力不全」と「捕捉不全」

ペーシング不全には、「出力不全」と「捕捉不全」があります。

■出力不全とは？

出力不全とは、ペーシングスパイクそのものが出力されません。原因としてリードの断線などもありますが、ペースメーカーの自動検査中に一時的に出力不全のように見えること（偽の出力不全）もしばしば経験されます。

■捕捉不全とは？

捕捉不全とは、ペーシングスパイクはあるものの、心筋が応答しないことを指します。その頻度から、捕捉不全を「狭義のペーシング不全」とよぶこともあります 図1 。原因としてはリード断線でも起こりますが、固定したリードの脱落（dislodgement）であることが多いです。

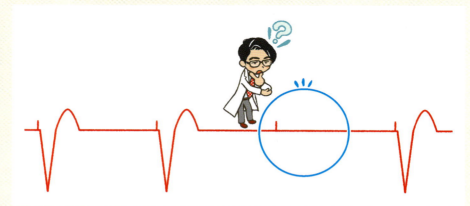

図1 ペーシング不全
ペーシングスパイクに続くQRS波が確認できない。

ペースメーカーの有無で心電図は何が違う？　第2章

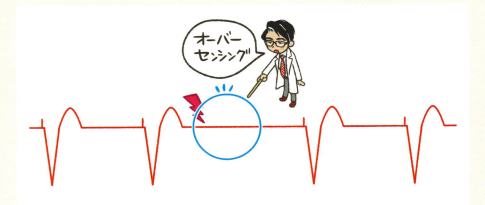

図2　オーバーセンシング
ノイズをセンスしたことで自己QRS波があると判断されたため、ペーシングがキャンセルとなった（≒ペーシング不全）。センシングがないので、本来なら制限時間末のタイミングでペーシングが入る必要がある。

■ペーシング不全の場合はP波・QRS波の脱落あり

いずれのペーシング不全の場合にも、心電図上はセンシングがないにもかかわらずペーシングが入らないため、P波・QRS波の脱落が見てとれます。ペーシングスパイクごと消失していれば出力不全、ペーシングスパイクに続く波形が消失すれば捕捉不全を疑います。

センシング不全は「オーバーセンシング」と「アンダーセンシング」

一方センシング不全には、「オーバーセンシング」と「アンダーセンシング」があります。

■オーバーセンシングとは？

オーバーセンシングとは、センシングが鋭敏すぎるため、リードが本来感知しないような電位（T波の感知や、体動による筋電位の混入など）まで感知してしまうことです。これによりペースメーカーが自己心拍を感知したと誤認識し、ペーシングがキャンセルとなるため、ペーシング不全も同時に起こることが多いです図2。

■アンダーセンシングとは？

一方でアンダーセンシングとは、センシングが鈍すぎるため、自己心拍があるにもかかわらずペースメーカーがそれを認識できないことを指します。そのため、自己心拍不足と判断され、ペーシングをしてしまいます図3。

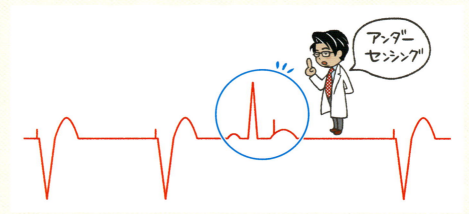

図3 アンダーセンシング
自己脈をセンシングできないため、制限時間末のタイミングでペーシングスパイクが入っている（T波の部分）。なお、このとき心室は不応期のため、ペーシングスパイクがあってもそれに続く心筋の興奮が得られず、ペーシングスパイク後にQRS波は起きていない。

ペーシング不全・センシング不全の場合はドクターコールを！

　ペーシング不全・センシング不全は徐脈による失神を招いたり、R on Tから心室細動などの不整脈を誘発したりする可能性があり、速やかなペースメーカー設定の確認・最適化が必要となります。疑わしい場合には、迷わずドクターコールをお願いします。

この心電図はドクターコール!! 第3章

公益財団法人 心臓血管研究所付属病院 循環器内科
八木直治

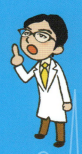

❶ 心室細動（VF）

❗ この患者さんはこうなっている！

症例▶

　53歳男性。ST上昇型急性心筋梗塞に対して、緊急でカテーテル検査を施行、右冠動脈の完全閉塞に対して経皮的冠動脈インターベンション（PCI）を施行した。心臓リハビリテーション、ACE阻害薬やβ遮断薬といった心保護薬を導入中であった。

　夜間、モニター心電図で下図の波形を認め、アラームが鳴った。看護師が訪室すると眼球上転しており、呼びかけに反応しない状態であった。モニターでVFを認め、電気的除細動を施行し、洞調律に復した。直前に胸痛の訴えがあったこともあり、緊急で冠動脈造影を行うと、前回治療した右冠動脈起始部に血栓閉塞を認め、同部位に対して再度バルーン拡張を行った。

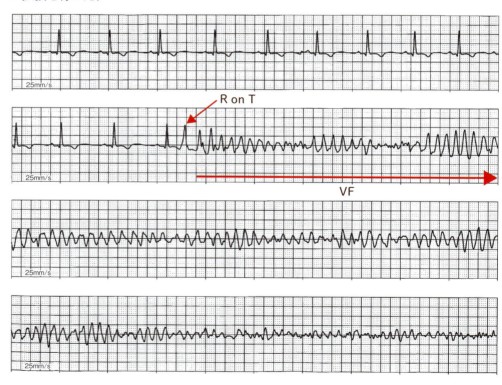

この心電図はドクターコール!! **第3章**

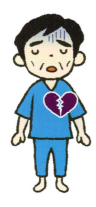

> **心電図の波形を見てみよう！**
> モニター心電図では、R on TからVFへ移行している。

> **患者さんの症状はどうだろう？**
> VFでは、心臓のポンプ機能が破綻し、心停止となっている。そのため、意識は消失し、脈拍は触れなくなる。

すぐにドクターコール!! では何をする？

心停止をきたしており、速やかな救命処置が必要になります。ACLSやICLSなどの急変対応に則り、①人を呼ぶ（コードブルーなど）、②胸骨圧迫の開始、③電気的除細動や救急カートなどの準備を順次行う必要があります。日頃から急変対応のトレーニングを受け、いざというときにすぐに行動できるように、知識をブラッシュアップして実践できるようにしておくことが大切です。

この不整脈はココがポイント

ポイント1 VFは、急性冠症候群や心不全増悪の急性期に起こりやすく注意が必要

VFは、基本的に器質的心疾患を有する患者さんに起こることが多く、特に急性冠症候群や心不全増悪の急性期には注意が必要です。そのほかQT延長症候群やブルガダ症候群などの遺伝性不整脈でも認めることがあり、安静時の心電図に異常がないかに注意する必要があります。

ポイント2 VFを見たら、何はともあれ救命治療！ なかでも除細動が最優先

ACLSやICLSなどに則り、胸骨圧迫・除細動を行いながら、並行して気道確保・静脈ルートの確保を行います 図1 [1]。VFに対しては速やかに除細動を行うことが重要なので、モニターでVFを見たら、できるだけ早く除細動治療を行える

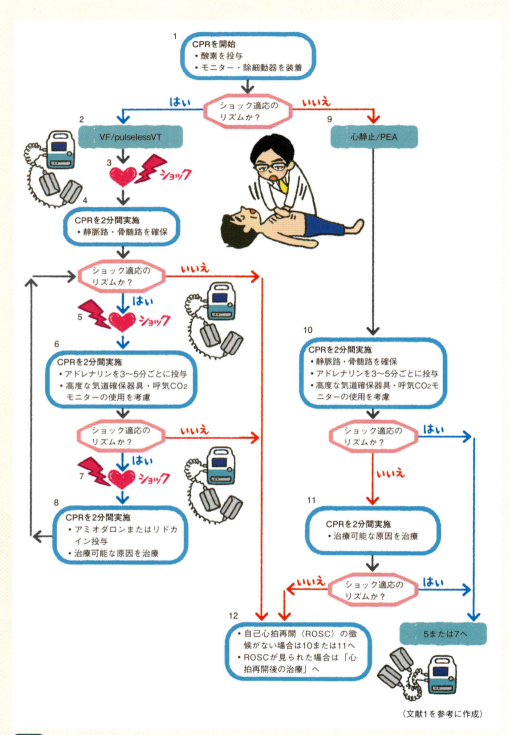

図1 ACLSアルゴリズム

この心電図はドクターコール!! **第3章**

ようにしましょう。特に夜勤帯などは、人手も少なく、それぞれが迅速に対応できるようにトレーニングを行っておくことが必要です。

　各施設で除細動器や救急カートなどが用意されていると思いますが、どこに除細動器や救急カートがあるかを日頃から確認しておくようにしましょう。救急カートに備えられている薬剤や物品などもわかるようにしておくと、とっさのときに速やかに行動できます。

ポイント**3** 自己心拍が戻ったらバイタルサインを確認して、次の治療へ

　自己心拍が再開したら、原因となった疾患の治療に移ります。換気・酸素化と血圧および意識レベルを確認して、緊急カテーテル検査や集中治療室でのモニタリングなど、速やかに対応できるようにしていきましょう。

■ **引用・参考文献** ■
1）American Heart Association. 心肺蘇生と救急心血管治療のためのガイドラインの成人/小児の二次救命処置に対する重点的アップデート2018. AHAガイドラインの重点的アップデートハイライトプロジェクトチーム. 2018. https://eccguidelines.heart.org/wp-content/uploads/2018/10/2018-Focused-Updates-Highlights_JA.pdf

第3部

HEART nursing　2019　秋季増刊　**163**

❷ 心室頻拍（VT）

⚠ この患者さんはこうなっている！

症例▶

　63歳男性。肥大型心筋症にて当院通院中。受診当日の昼過ぎから動悸症状およびふらつき、気分不快を認め、救急要請となった。救急隊到着時、wide QRS tachycardiaを認め、当院へ搬送となった。

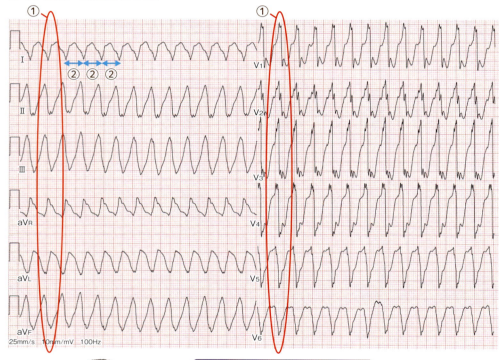

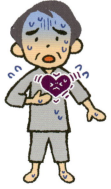

心電図の波形を見てみよう！▶

　①QRS波の幅が広く、②RR間隔が整の頻拍を認める。

患者さんの症状はどうだろう？▶

　VTを認めており、動悸症状に加え、顔色は不良で全身がしっとりと汗ばんでいる。血圧も低下している。

この心電図はドクターコール!!　第3章

すぐにドクターコール!!　では何をする？

意識レベル、バイタルサインを確認して、人を集めましょう。意識レベルの低下を認める場合は電気的除細動が必要になるので、救急カートや除細動器を準備します。バイタルサインが落ち着いていれば、12誘導心電図をとりつつ静脈ルート確保の準備を行います。

この不整脈はココがポイント

ポイント1　VTは器質的心疾患を有する場合と特発性の大きく2つに分けられる

VTは、陳旧性心筋梗塞や心筋症などの器質的心疾患を基礎として起きる場合と、器質的心疾患がない患者さんに起きる場合（特発性VT）に大きく分けられます。持続時間が30秒未満のものを非持続性（nonsustained VT；NSVT）、30秒以上もしくは血行動態の破綻を伴うものを持続性VTと分類します。また、VTが再発を繰り返す場合をincessant VT（インセサント型VT）とよびます 図1 。

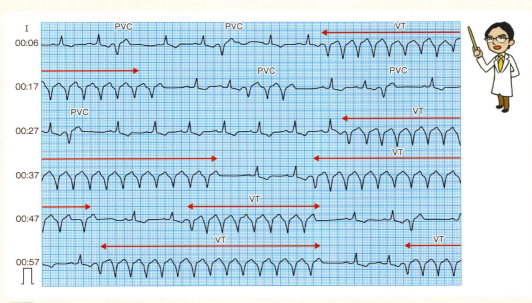

図1　incessant VTの心電図
肥大型心筋症で加療中、動悸息切れ症状を認め入院となった60歳男性。モニターでincessant VTを認める。

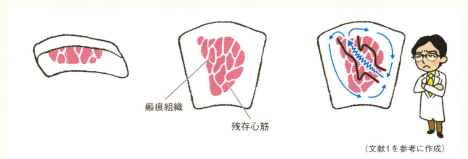

図2 陳旧性心筋梗塞に伴うVTの機序

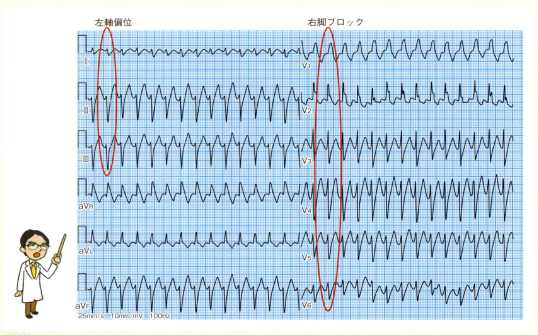

図3 特発性VT（ベラパミル感受性VT）の心電図

　　　　　陳旧性心筋梗塞に伴う心室頻拍などは心筋の瘢痕組織に存在する残存心筋が緩徐伝導路となり、リエントリー回路を形成することでVTを生じます **図2**[1]。

ポイント2 特発性VTでは、特徴的な12誘導心電図を認め、アデノシンやベラパミルが有効

　　　　　特発性VTには、アデノシン感受性VTとベラパミル感受性VTなどがあり、アデノシン感受性VTでは左脚ブロック、下方軸で右室流出路を起源とすること

この心電図はドクターコール!! 第3章

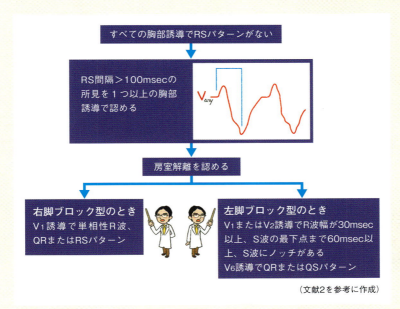

（文献2を参考に作成）

図4 VTとSVTの鑑別
図のいずれかの場合はVTと考える。図の条件がない場合はSVT。

が多くあります。ベラパミル感受性VTでは右脚ブロック、上方軸（左軸偏位）を認め、プルキンエ線維を含んだリエントリー回路が想定されています 図3 。

ポイント3 VTを見たときに重要なのはバイタルサイン

　VTは、患者さんの状態に応じて、①pulseless VT（脈のないVT）、②unstable VT（血行動態が不安定なVT）、③stable VT（血行動態が安定しているVT）と考えるとその後の対応がわかりやすくなります。

　①pulseless VTは心停止の状態なので、VFと同様にただちに除細動が必要です。②unstable VTはショック状態や意識レベルの低下を伴っているVTなので、必要に応じて鎮静のうえ除細動を検討します。③stable VTでは静脈ルートを確保したうえで、症例に応じて抗不整脈薬の投与を検討します。器質的心疾患を有している場合はアミオダロンやニフェカラントを、特発性VTであればベラパミルやATPを使用します。

ポイント4 上室不整脈との鑑別が必要なときもあるが、わからなければVTとして対応

　上室頻拍（SVT）に変行伝導を伴うと心電図ではwide QRS tachycardiaを呈し、VTとの鑑別が必要になる場合もあります 図4 [2]。しかし、血行動態が

不安定な場合や判別が困難な場合はVTと考えて、全身状態を安定させることを優先させることが重要です。VTの慢性期にはICD植込みやカテーテルアブレーションといった治療を適宜検討していきます。

引用・参考文献

1) Martin, R. et al. Ventricular Tachycardia Isthmus Characteristics: Insights from High-density Mapping. Arrhythm Electrophysiol Rev. 8 (1), 2019, 54-9.
2) Koplan, BA. et al. Ventricular tachycardia and sudden cardiac death. Mayo Clin Proc. 84 (3), 2009, 289-97.

MEMO

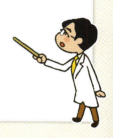

❸ 完全房室ブロック

⚠ この患者さんはこうなっている！

症例▶

　特に心血管系の既往のない70歳男性。2週間ほど前から、急に階段昇降や坂道歩行時に息切れを著明に感じるようになり、近医を受診した。心電図で心拍数40回/minの徐脈および完全房室ブロックを認め、当院に緊急受診、入院となった。

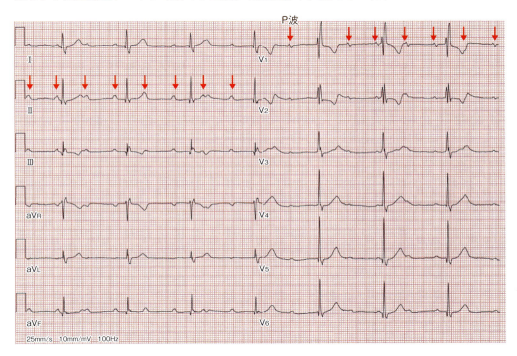

心電図の波形を見てみよう！▶

　12誘導心電図ではP波とQRS波の乖離を認め、完全房室ブロックによる徐脈を呈している。P波が見やすい誘導でP波とQRS波の関係を見ると、P波とは無関係にQRS波が出現していることがわかる。またPP間隔、RR間隔が一定になっている。QRS波の中にP波が埋没してしまう場合やP波がT波に重なって、明瞭に見えないこともあるので、注意して確認しよう。

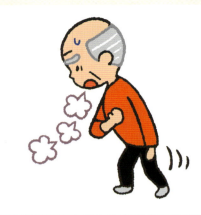

患者さんの症状はどうだろう？

安静にしていると症状に乏しいが、軽度の歩行で息が切れる。触診では心拍数40回/minの徐脈で、手足はしっとりと汗ばんでいる。

すぐにドクターコール!! では何をする？

何はともあれバイタルサインの確認が最優先です。意識がしっかりしているのならば、心電図のモニタリングを継続しながら医師を呼びましょう。意識レベルが低下している場合などは緊急の処置が必要なので、救急カートや一時ペーシングの準備をしましょう。

この不整脈はココがポイント

ポイント1 心筋梗塞や電解質異常など、完全房室ブロックの原因になる疾患がないかに注意

原疾患として、虚血性心疾患や心筋症（サルコイドーシス、アミロイドーシスなど）、心筋炎、薬剤性、電解質異常、加齢によるものなどが挙げられます。心筋梗塞や心筋炎、電解質異常のような原疾患に引き続いて起きるものもあれば、心筋症や加齢性の変化のように、突然外来で見つかるものもあります。

また、心房細動（AF）に房室ブロックを合併した場合には、RR間隔が整の徐脈となります。AF患者さんで徐脈を認めたときには房室ブロックを併発していないかに注意してみましょう 図1 。

ポイント2 房室結節への血流の途絶や炎症・電解質異常で房室ブロックが起こる

房室結節の血流は右冠動脈の枝から栄養されていることが多く、右冠動脈が起始部で完全に閉塞したような心筋梗塞の症例では、完全房室ブロックをきたすこ

この心電図はドクターコール!! **第3章**

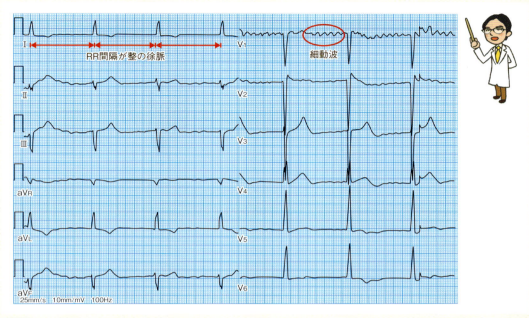

図1 AFに房室ブロックを併発

とがあります。心筋炎や心筋症などでは、心房心室間の伝導が障害され、房室ブロックを起こします。

ポイント3 一時ペーシングが有効で、経皮的と経静脈的ペーシングの2通りがある

　洞不全症候群や房室ブロックなどで、心不全やショックなどを伴う症候性徐脈に対しては、ペーシングの適応となります。一時ペーシングとは、電気的に心筋を刺激して心拍数を増加させる処置で、経皮的ペーシングと経静脈的ペーシングがあります。

　救急処置としての経皮的ペーシングは有効とされていますが[1]、意識がある状態では苦痛を伴うため、鎮痛薬を必要とする場合もあります。したがって、一時ペーシングが必要な場合は速やかに経静脈的ペーシングに移行すべきです。経静脈的ペーシングは内頸静脈や鎖骨下静脈から電極リードを右心室に挿入し、ペーシングを行います[1]。

　一時ペーシングリードを挿入した場合は、心拍モニターを継続的に監視し、ペーシング不全がないか、定期的に胸部X線を撮影し、ペーシングリードのディスロッジがないかを確認する必要があります。房室ブロックが不可逆と考えられる場合には、適宜恒久ペースメーカー植込みを検討する必要があります 表1 [2]。

表1 恒久ペースメーカー植込みの検討

	推奨度
徐脈による明らかな臨床症状を有する2度、高度または3度房室ブロック	I
高度または3度房室ブロックで以下のいずれかを伴う場合 ①必要不可欠な薬剤によるもの ②改善の予測が不可能な術後房室ブロック ③房室接合部のカテーテルアブレーション後 ④進行性の神経筋疾患に伴う房室ブロック ⑤覚醒時に著明な徐脈や長時間の心室停止を示すもの	
症状のない持続性の3度房室ブロック	IIa
症状のない2度または高度房室ブロックで、以下のいずれかを伴う場合 ①ブロック部位がヒス束内またはヒス束以下のもの ②徐脈による進行性の心拡大を伴うもの ③運動または硫酸アトロピン負荷で伝導が不変または悪化するもの	
徐脈によると思われる症状があり、ほかに原因のない1度房室ブロックで、ブロック部位がヒス束内またはヒス束以下のもの	
至適房室間隔設定により血行動態の改善が期待できる心不全を伴う1度房室ブロック	IIb

（文献2を参考に作成）

■ 引用・参考文献 ■

1) American Heart Association. 心肺蘇生と救急心血管治療のためのガイドラインの成人/小児の二次救命処置に対する重点的アップデート2018. AHAガイドラインの重点的アップデートハイライトプロジェクトチーム. 2018. https://eccguidelines.heart.org/wp-content/uploads/2018/10/2018-Focused-Updates-Highlights_JA.pdf
2) 不整脈非薬物治療ガイドライン（2018年改訂版）. 日本循環器学会/日本不整脈心電学会合同ガイドライン. 2019. http://www.j-circ.or.jp/guideline/pdf/JCS2018_kurita_nogami.pdf

④ Torsades de Pointes（TdP）
トルサード ド ポアント

❗ この患者さんはこうなっている！

症例

23歳女性。早朝に数分間持続する痙攣と意識消失を認め、当院に紹介となった。これまでに複数の失神歴があり、精査・入院となったが、入院中のモニター心電図で下図の波形を認め、看護師が訪室すると四肢の痙攣とともに苦悶様の表情で意識レベルの低下を認めた。

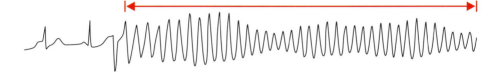

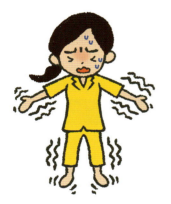

心電図の波形を見てみよう！

幅の広いQRS波を認め、QRS波の頂点が上下に捻じれるように続いている。

患者さんの症状はどうだろう？

TdPでは血行動態が不安定になっている。そのため意識レベルは低下ないし消失している。

すぐにドクターコール‼ では何をする？

まずは患者さんの意識レベルを確認しましょう。TdPは数秒で正常洞調律に戻ることもありますが、持続する場合はVFに移行するので、不整脈の持続や意識レベル低下があれば速やかに電気的除細動を行えるように準備しましょう。

この不整脈はココがポイント

ポイント1　TdPの原疾患としてQT延長症候群が重要

TdPの原疾患として、QT延長症候群が知られています。QTが延長しているときに心室期外収縮を認めた場合、不応期のばらつきが大きい心室内に多重リエントリーを発生させるとTdPが生じることになります。

ポイント2　QT延長症候群は先天性と後天性（二次性）の2種類

QT延長の原因には、大きく先天性と後天性（二次性）に分けられ、二次性QT延長は薬剤や徐脈、電解質異常によって引き起こされます。先天性QT延長症候群は大きく3種類が有名です　表1 [1、2]。

TdPとはフランス語で「棘波のねじれ」を意味し、心電図では基線に沿ってQRS波の棘（points）がねじれるように変化するさまを表しています。

ポイント3　TdPでは徐脈・電解質異常に注意

TdPを見た場合には、不整脈に対する急性期の治療に引き続き、原疾患の治

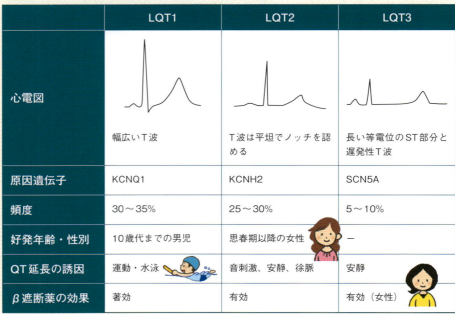

表1　先天性QT延長症候群の種類

	LQT1	LQT2	LQT3
心電図	幅広いT波	T波は平坦でノッチを認める	長い等電位のST部分と遅発性T波
原因遺伝子	KCNQ1	KCNH2	SCN5A
頻度	30〜35%	25〜30%	5〜10%
好発年齢・性別	10歳代までの男児	思春期以降の女性	－
QT延長の誘因	運動・水泳	音刺激、安静、徐脈	安静
β遮断薬の効果	著効	有効	有効（女性）

（文献1、2を参考に作成）

この心電図はドクターコール!! 第3章

療を行う必要があります。二次性QT延長では、徐脈によるものであればペーシング治療、電解質異常（低カリウム血症・低マグネシウム〔Mg〕血症）によるものであれば電解質の補正を行います。静注薬のMgは有効とされており、1〜2gの投与を行います。ACLSのガイドライン[3]では、成人患者さんの心停止に対するルーチンでのMg治療は推奨されないとされていますが、TdPに対してはMg投与を考慮してもよいとされています。

　薬剤性では、原因となる薬剤を中止する必要があります。原因となる薬剤としては、マクロライド系抗菌薬や抗不整脈薬（Ⅰ群薬やⅢ群薬、ベプリジル〔ベプリコール®〕など）、そのほかにも抗うつ薬や抗アレルギー薬などにも注意が必要です。先天性QT延長症候群ではLQT1やLQT2であればβ遮断薬、LQT3であればメキシレチンが有効とされています[1]。

■ 引用・参考文献 ■

1) 遺伝性不整脈の診療に関するガイドライン（2017年改訂版）. 2018. http://www.j-circ.or.jp/guideline/pdf/JCS2017_aonuma_h.pdf
2) Farwell, D. et al. Electrical heart disease：Genetic and molecular basis of cardiac arrhythmias in normal structural hearts. Can J Cardiol. 23（SupplA）, 2007, 16A-22A.
3) American Heart Association. 心肺蘇生と救急心血管治療のためのガイドラインの成人/小児の二次救命処置に対する重点的アップデート2018. AHAガイドラインの重点的アップデートハイライトプロジェクトチーム. 2018. https://eccguidelines.heart.org/wp-content/uploads/2018/10/2018-Focused-Updates-Highlights_JA.pdf

⑤ 偽性心室頻拍

❗ この患者さんはこうなっている！

症例

　以前にWPW症候群を指摘されたが、特にこれまで通院治療などは受けていない65歳男性。
　1カ月ほど前から動悸と息切れ、倦怠感を主訴に受診となった。心電図ではRR間隔が不整なwide QRS tachycardiaを認め、胸部X線では心不全も呈していたため、同日入院となった。

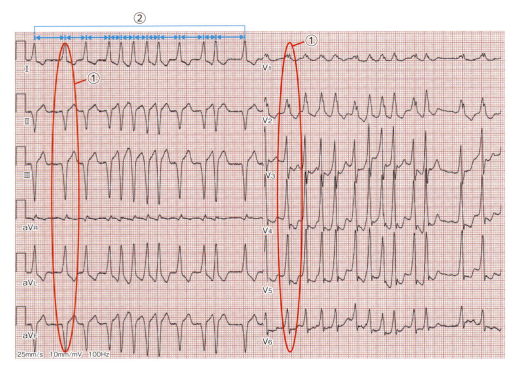

心電図の波形を見てみよう！

　①QRS波の幅の広い頻拍で、②RR間隔の不整を認める。QRS波は洞調律時の波形 図1 と同様で、AFが副伝導路を介して心室に伝導していることがわかる。

この心電図はドクターコール!! 第3章

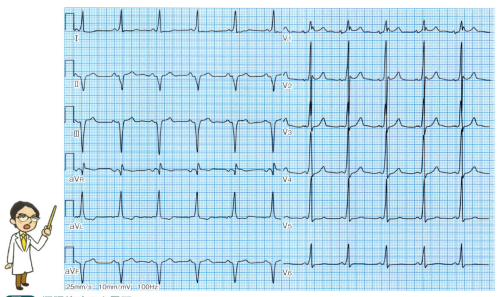

図1 洞調律時の心電図
デルタ波を認め、V₁でR＞S、左側ケント束が疑われる。

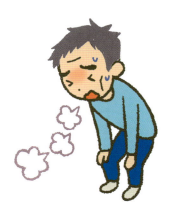

患者さんの症状はどうだろう？
動悸・息切れが著明で、軽度の労作ですぐに息があがる。

すぐにドクターコール!! では何をする？

　QRS波の幅の広い頻拍を見たら、まずは意識レベルを確認しましょう。不整脈の診断が何であれ、患者さんの意識レベルが悪く、血行動態の破綻が懸念される場合には、速やかに除細動を行う必要があります。バイタルサインがある程度落ち着いている場合には、12誘導心電図やライン確保の準備をしましょう。

この不整脈はココがポイント

ポイント1 偽性心室頻拍は副伝導路を有する患者さんがSVTを合併したときに起こる

偽性心室頻拍では、順行性の副伝導路（ケント束など）を有する患者さんが、AFを併発することで、心房の興奮が過度に心室に伝わり、頻拍を呈します。房室結節には過度の心房興奮が入ってきても、ある程度心拍数をコントロールして、心室には伝導させない性質（減衰伝導特性）がありますが、ケント束にはそのような性質はないため、過剰な心房興奮をそのまま心室に伝導させてしまいます 図2 。副伝導路を介した心室興奮が主となるため、心電図では幅の広いQRS波となり、AFの場合はRR間隔が不整になります。

ポイント2 房室結節の伝導を抑制する薬剤投与は禁忌

副伝導路を有している場合のAFの治療では、ベラパミル（ワソラン®）やジギタリス製剤、β遮断薬などの房室結節の伝導を抑制する薬剤を使うと、かえって副伝導路を介した伝導が優位になり、頻拍を悪化させるため、原則禁忌となります。

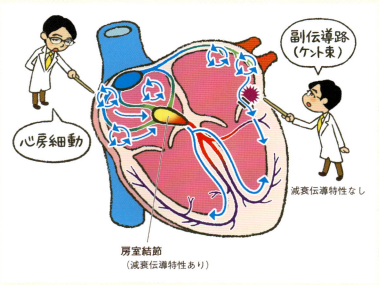

図2 偽性心室頻拍時の興奮の伝わりかた

ポイント3 偽性心室頻拍の治療には除細動ないしⅠ群薬の投与を検討し、最終的にはカテーテルアブレーションを検討

　　バイタルサインが落ち着いていれば、AFや合併している心不全の治療を行います。したがって治療には、電気的除細動を行ってAFを停止させるか、静注薬を投与する場合にはⅠ群薬などのNaチャネル遮断薬を用います。最終的にはカテーテルアブレーションによって副伝導路およびAFや心房粗動（AFL）の治療を行います。副伝導路の焼灼を行えば、仮にSVTを合併しても偽性心室頻拍は認めなくなります。

MEMO

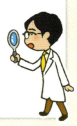

❻ 頻脈性心房細動

❗ この患者さんはこうなっている！

症例

　特に心血管系の既往のない54歳男性。以前からしばしば動悸症状は認めていたが、特に診断には至っていなかった。本日朝から動悸症状を認め、これまでと違って治まらないため、当院に受診となった。

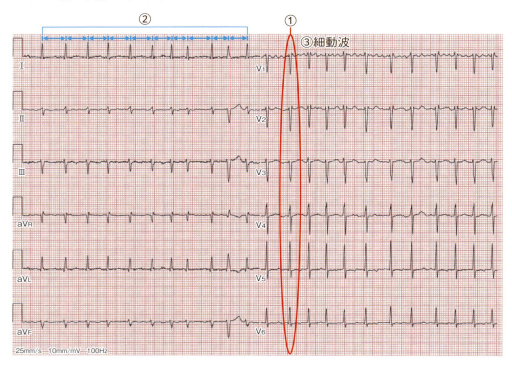

心電図の波形を見てみよう！

　①Narrow QRSで、②RR間隔不整の頻拍を認め、AFと診断できる。③V₁などで細動波を認める。

第3章 この心電図はドクターコール!!

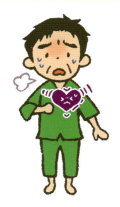

患者さんの症状はどうだろう？

意識ははっきりしているが、動悸症状が強く、つらそうな状態である。触診では脈の触れがやや弱く、不整である。

すぐにドクターコール!! では何をする？

モニター心電図などでQRS波の幅が狭く、RR間隔が不整であれば、AFと診断できます。血圧の低下や意識レベルの低下があれば、除細動治療を行うこともあるので、速やかに人を集めましょう。その次にAFの治療で重要なのが、心不全を合併しているかなので、血圧のほかにSpO_2の低下やラ音聴取の有無、下腿浮腫の有無といった心不全徴候を呈していないかを確認することが大切です。

また、AFの持続時間がどのくらいかは、その後の治療を決める際に重要になるので、動悸症状などがいつから起きているのかを確認しておきましょう。

この不整脈はココがポイント

ポイント1 AFは高血圧や加齢などの基礎疾患をもとに起きることが多い

AFとは、高血圧や加齢などによる心房筋の線維化を背景にして、解剖学的・電気的リモデリングをきたし、心房が不規則な興奮に陥る不整脈です。したがって、高齢者や高血圧・糖尿病などの基礎疾患のある患者さんではAFが見られることが多くなります。心電図では、RR間隔が不整な絶対不整脈を呈するのが特徴です。

ポイント2 肺静脈が起源ということがわかり、近年はカテーテルアブレーションが広まっている

2000年に肺静脈内から発生する期外収縮がトリガーとなってAFの90％以

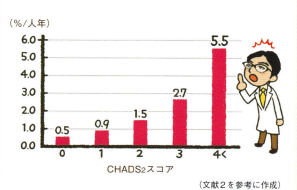

図1 CHADS₂スコアと日本における虚血性脳梗塞発症率

上が発症することが報告されました[1]。以降、カテーテルアブレーション（電気的肺静脈隔離術：PVI）が広まってきています。

ポイント3 急性期治療では心不全を合併しているか

　急性期治療の際、AFのために血行動態が破綻あるいは不安定である場合には、電気的除細動を含めた治療を進める必要があります。次に重要なのが、心不全を合併しているかです。心不全を合併している場合には、基本的に心不全治療に主眼をおきます。そうでない場合には動悸症状の治療が中心となり、脈拍を下げて、動悸症状などを緩和するレートコントロールと抗不整脈薬や電気的除細動によって洞調律をめざすリズムコントロールに大別されます。

　レートコントロールではβ遮断薬、ベラパミルやジルチアゼムといったカルシウム（Ca）拮抗薬、ジギタリス製剤が用いられます。リズムコントロールで用いられる薬剤は大きくⅠ群薬（ピルシカイニド、シベンゾリン、ジソピラミド、フレカイニドなど）とⅢ群薬に分けられ、肥大心や虚血心、心不全患者さんに対してはⅢ群薬（アミオダロン）を投与することが検討されます。

ポイント4 脳梗塞リスクの高い患者さんでは抗凝固療法の継続が重要

　AFが持続している場合や、CHADS₂スコア 図1 [2] で代表されるような脳梗

この心電図はドクターコール!! 第3章

塞リスクが高い場合には、抗凝固療法が適応となり、ヘパリン投与や経口抗凝固薬を開始することになります。最近ではカテーテルアブレーションによる治療も広まってきているので、自覚症状やAFの持続期間などを目安に、治療を検討することになります。

■■■ 引用・参考文献 ■■■

1) Haïssaguerre, M. et al. Spontaneous initiation of atrial fibrillation by ectopic beats originating in the pulmonary veins. N Engl J Med. 339 (10), 1998, 659-66.
2) Suzuki, S. et al. Incidence of ischemic stroke in Japanese patients with atrial fibrillation not receiving anticoagulation therapy--pooled analysis of the Shinken Database, J-RHYTHM Registry, and Fushimi AF Registry. Circ J. 79 (2), 2015, 432-8.

⑦ 発作性上室頻拍（PSVT）

⚠ この患者さんはこうなっている！

症例 ▶

　39歳女性。10歳代からしばしば動悸発作を認めていたが、数分から1時間程度で治まっていた。過去にホルター心電図による検査なども行ったことはあるが、これまで動悸発作時の心電図は捉えられていない。今回、突然動悸発作を認め、数時間持続しているため、当院に受診となった。

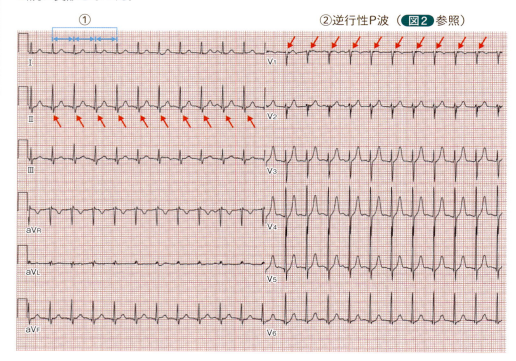

心電図の波形を見てみよう！ ▶

　Narrow QRS tachycardiaで、①RR間隔が整の頻拍を認める。②一見するとP波が同定できず、PSVTと診断できる。

この心電図はドクターコール!! 第3章

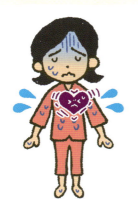

患者さんの症状はどうだろう？

動悸症状が強く、全身は汗ばんでいて、やや顔面は蒼白である。触診では橈骨動脈はやや触れづらく、血圧も低めである。頸動脈の拍動が目立つ。

すぐにドクターコール!! では何をする？

意識状態やバイタルサインを確認したうえで、モニター心電図でQRS波の幅が狭いことを確認して、速やかに12誘導心電図をとります。PSVTでは、心電図による不整脈の診断と、非発作時の比較によって、機序の類推が可能なので、今後の治療方針を検討するうえでも発作時の12誘導心電図が重要です。

この不整脈はココがポイント

ポイント1 PSVTの大部分は電気的リエントリーが原因

期外収縮などがきっかけでリエントリーが成立すると頻拍が誘発されるので、一定の誘因はないことが多いです。典型的には突然始まり、突然終わる（sudden onset, termination）頻拍が特徴的です。

ポイント2 PSVTを大きく分けると、房室結節リエントリー頻拍と房室回帰頻拍のどちらか

PSVTの約90％が房室結節リエントリー頻拍と房室回帰頻拍のどちらかとされており、それ以外を心房頻拍が占めています 図1 。房室結節リエントリー頻拍と房室回帰頻拍はいずれもリエントリー回路が存在し、期外収縮などのきっかけでリエントリーが起きると頻拍が持続することになります。

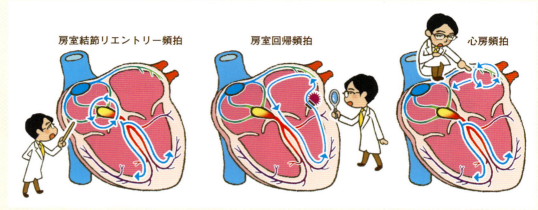

図1 PSVTの種類

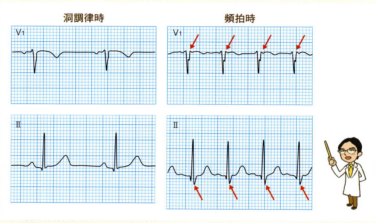

図2 洞調律時と頻拍時の比較

ポイント3 発作時の心電図から頻拍の機序の推定がある程度可能

　　頻拍時と洞調律時の心電図を比べることによって、機序の推定がある程度可能です。房室結節リエントリー頻拍では、QRS波に重なって、逆行性P波が生じるため、V_1でpseudo R'、Ⅱでpseudo S波を認めることがあります 図2。一方で、房室回帰頻拍の場合、逆行性P波はT波に重なることが多いとされています 図3。

この心電図はドクターコール!! 第3章

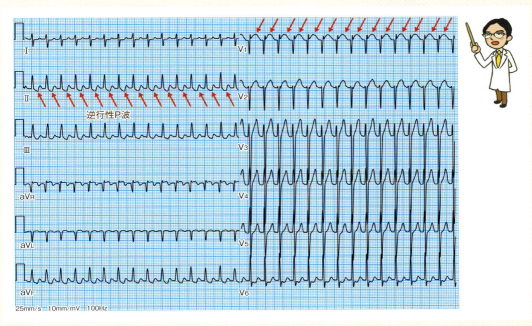

図3 房室回帰頻拍

ポイント4 迷走神経を刺激する手技や房室結節を抑制する薬剤によって頻拍が停止し、カテーテルアブレーションによって根治が可能

　息こらえ（バルサルバ手技）や冷水刺激といった迷走神経への刺激などで止まることも多く、発作頻度の多い患者さんでは経験的に対応の方法を熟知している場合もあります。PSVTを停止させる薬剤としてはATP、ワソラン®などが用いられることが多いです。いずれも房室結節の伝導を抑制することでリエントリー回路を遮断し、頻拍を停止させます。ATPは体内で速やかに代謝されるため、投与の際には急速静注を行う必要があります。いずれの場合も心電図や血圧をモニターしながら投与することが大事です。

　基本的には致死的な疾患ではないため、頓服薬などで経過を見ることもありますが、脈拍が非常に速い場合や心疾患を有している場合などには、前失神などの症状を呈することもあります。根治療法としてカテーテルアブレーションが有効であり、自覚症状の強い場合や発作頻度が多くQOLが損なわれる場合にはよい適応となります。

8 洞不全症候群（SSS）

⚠ この患者さんはこうなっている！

症例▶

74歳男性。以前よりも時折ふらつきの症状を認めていたが、特に失神などの既往もなく、心電図異常も指摘されていなかった。今回、特に誘因なく気の遠くなる感じがあり転倒したため、当院を紹介され、入院精査となった。

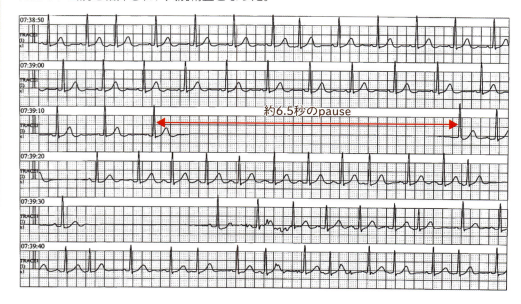

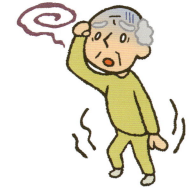

心電図の波形を見てみよう！▶

モニター心電図で、約6.5秒のpauseを認める。

患者さんの症状はどうだろう？▶

ふわーとした感じがあり、失神には至らなかったが、スーッと目の前が暗くなって、貧血のような気の遠くなる感じがした。

この心電図はドクターコール!! **第3章**

すぐにドクターコール!! では何をする？

まずは意識状態を確認し、失神を呈したか、転倒や頭部打撲をきたしていないかを確認する必要があります。状態によっては移動を車いすなどに変更したり、頭部外傷が疑われる場合には骨折・出血などがないかを確認するため、医師の診察やCT検査を行います。

この不整脈はココがポイント

ポイント1 SSSの分類としてRubenstein分類が有名

SSSは大きく3種類に分類されます。Rubenstein Ⅰ群は洞徐脈、Ⅱ群は一過性の洞停止を認めます。Ⅲ群は先行する頻拍の停止時に起きるpauseで徐脈頻脈症候群（bradycardia-tachycardia syndrome；BTS）とよばれることもあります 表1。

ポイント2 pauseに一致して症状があるか、また自覚症状の程度を問診するのが重要

SSSではpauseのときの症状が重要です。特にpauseが長い場合には転倒・転落の危険があるので、場合によっては安静度を制限する必要があるかもしれません。モニター心電図などでSSSを認めたら、そのときの自覚症状をよく確かめる必要があります。

表1 Rubenstein分類

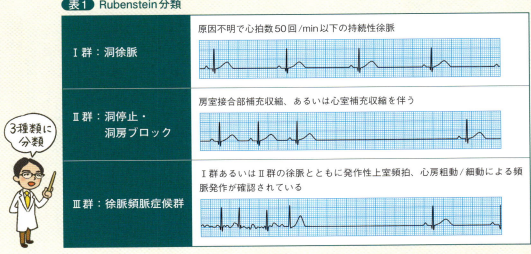

3種類に分類

Ⅰ群：洞徐脈	原因不明で心拍数50回/min以下の持続性徐脈
Ⅱ群：洞停止・洞房ブロック	房室接合部補充収縮、あるいは心室補充収縮を伴う
Ⅲ群：徐脈頻脈症候群	Ⅰ群あるいはⅡ群の徐脈とともに発作性上室頻拍、心房粗動／細動による頻脈発作が確認されている

表2 SSSに対するペースメーカー適応

症状・不整脈	推奨度
失神、痙攣、眼前暗黒感、めまい、息切れ、易疲労感などの症状あるいは心不全があり、それが一次性の洞結節機能低下に基づく徐脈、洞房ブロック、洞停止あるいは運動時の心拍応答不全によることが確認された場合、それが長期間の必要不可欠な薬剤投与による場合を含む	I
①上記の症状があり、徐脈や心室停止を認めるが、両者の関連が明確でない場合 ②徐脈頻脈症候群で、頻脈に対して必要不可欠な薬剤により徐脈をきたす場合	IIa
症状のない洞房ブロックや洞停止	IIb

（文献1を参考に作成）

ポイント3 pauseのときに対応できるように生活指導

　　SSSでは完全房室ブロックと異なり、一般的に突然死のリスクは低いため、洞停止時の症状の様子をよく観察します。pauseの時間にもよりますが、少しふわっとした感じがする程度から、気の遠くなる感じなどを訴える患者さんもいます。5秒以上のpauseになると失神をきたして、転倒することもあります。

　　階段移動時や運転中などのシチュエーションで失神をきたした場合や、失神時に頭部外傷をきたすような場合には、時に重篤な状態になることがあります。そのため、ふらつきを認めた場合には、転倒に備える、頭部を守るなどの生活指導が必要です。特に、AFなどを合併していて、抗凝固療法などを行っている場合には、より注意が必要です。

ポイント4 症状が強い場合、心不全を合併している場合はペースメーカーの適応

　　SSSでは症候性の場合には恒久ペースメーカーの適応となります。具体的には失神をきたす場合と徐脈による心不全・運動耐容能の低下を認める場合です **表2** [1)]。

　　BTSでは、頻脈性不整脈に対してカテーテルアブレーションを先行することで、ペースメーカーの植込みを回避または先延ばしできる可能性があります。そのため、頻脈発作の頻度や症状、年齢や全身状態と併せて治療方針を決定する必要があります。

■ **引用・参考文献** ■

1）　不整脈非薬物治療ガイドライン（2018年改訂版）．日本循環器学会／日本不整脈心電学会合同ガイドライン．2019. http://www.j-circ. or.jp/guideline/pdf/JCS2018_kurita_nogami.pdf

第4章

この心電図は 経過観察 or アセスメント

日本大学 医学部内科学系循環器内科学分野
新井 陸

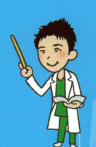

洞頻脈

> **この患者さんはこうなっている！**

症例
20歳代女性。労作時息切れがあり外来を受診した。

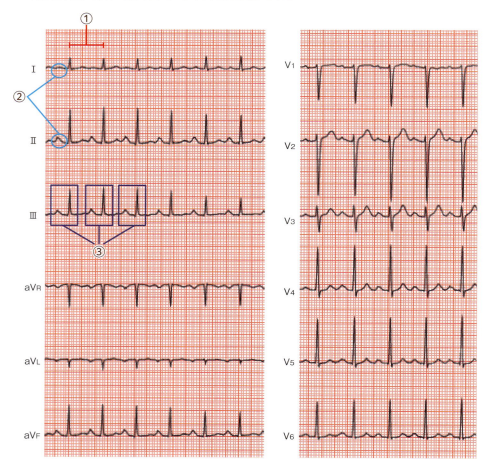

心電図の波形を見てみよう！

①心拍数は100回/min以上（110bpm）、②P波は洞性P波（すなわち、Ⅰ・Ⅱで陽性）、③同一のP-QRS関係が続き、RR間隔は規則的。

この心電図は経過観察orアセスメント　第4章

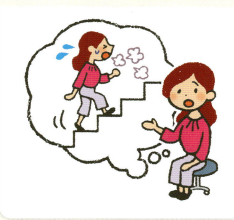

> 患者さんの症状はどうだろう？

患者さんより、「生理中です。疲れやすいです。階段を上ると息切れがします」とのことから、月経に伴う鉄欠乏性貧血による洞頻脈が考えられる。

経過観察・アセスメントでは何をチェックする？

バイタルサインおよび随伴症状を確認し、頻脈以外の異常があるかを医師へ報告しましょう。特に発熱、脱水所見（ツルゴール低下など）、貧血所見（眼瞼結膜蒼白、スプーン爪など）は確認しましょう。

この不整脈はココがポイント

ポイント1　洞頻脈は、何らかの原因によって洞結節からの刺激発生頻度が増加し、心拍数が増えた状態

P波は正常の洞調律と同じ形（洞性P波）です（Ⅰ・Ⅱで陽性）。洞結節から出た刺激は正常の刺激伝導系を通って心室まで伝導されるため、心拍数が多い（100回/min以上）以外は正常のP-QRS波形となります。つまり、通常はP波とQRS波は1：1伝導となり、RR間隔は規則的です。

ポイント2　洞頻脈の原因は、生理的な原因と病的な原因

生理的な原因には、運動、精神的興奮、不安などがあります。病的な原因には、貧血、甲状腺機能亢進症、感染症、脱水、心不全などがあります。

ポイント3　洞頻脈を認めた場合は、常に原因を考える姿勢が重要

頻脈以外に随伴症状がないかを確認しましょう。特に発熱、脱水所見（ツルゴール低下など）、貧血所見（眼瞼結膜蒼白、スプーン爪など）はチェックします。

❷ 洞徐脈

> **⚠ この患者さんはこうなっている！**
>
> **症例▶**
> 20歳代男性。会社の入社前の健診にて心電図で徐脈を指摘され、外来を受診した。
>
>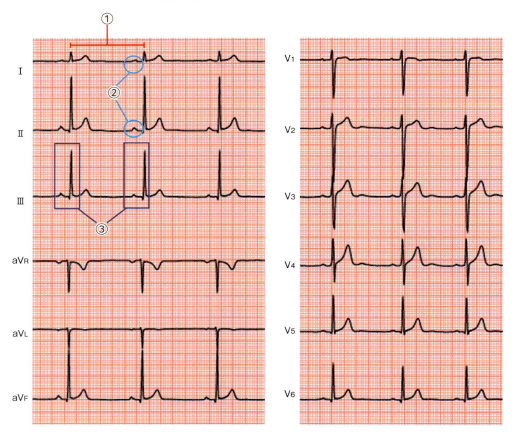
>
> **✎ 心電図の波形を見てみよう！▶**
>
> ①心拍数は60回/min未満（52bpm）、②P波は洞性P波（すなわち、Ⅰ・Ⅱで陽性）、③同一のP-QRS関係が続く。

この心電図は経過観察 or アセスメント　第4章

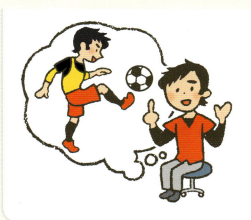

患者さんの症状はどうだろう？

患者さんより、「特に症状はありません。小・中・高・大学とサッカーをやっていました」とのことから、生理的な洞徐脈が考えられる。

経過観察・アセスメントでは何をチェックする？

　バイタルサインおよび随伴症状を確認し、徐脈以外の異常があるかどうかを聴取しましょう。特に、めまい、失神、心不全徴候（体重増加、下腿浮腫、頸静脈怒張、労作時息切れなど）を認めた場合は、医師に報告しましょう。

この不整脈はココがポイント

ポイント1　洞徐脈は洞結節からの刺激発生頻度が低下し、心拍数が減少した状態

　洞結節から出た刺激は、正常の刺激伝導系を通って心室まで伝導されるため、心拍数が少ない（通常は60回/min未満）以外は、正常のP-QRS波形となります。つまり、通常はP波とQRS波は1：1伝導となり、RR間隔は規則的です。

ポイント2　洞徐脈の原因は、生理的な原因と病的な原因

　生理的な原因には、スポーツマン心臓、高齢者、迷走神経刺激などがあります。病的な原因には、洞不全症候群（SSS）、薬剤性、甲状腺機能低下症、低体温症などがあります。

ポイント3 洞徐脈を認めた場合には、常に病的な原因がないかを考える姿勢が重要

特に、徐脈によって生じる症状（めまい、失神、心不全徴候）を認める場合は、医師に報告しましょう。

洞徐脈との鑑別として、2度房室ブロック（モビッツⅡ型）やblocked PACの2段脈があります。

MEMO

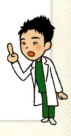

❸ 心房細動（AF）

❗ この患者さんはこうなっている！

症例▶
60歳代女性。動悸を認め、外来を受診した。

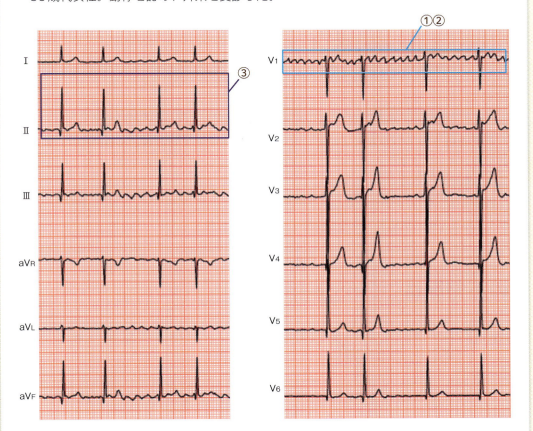

心電図の波形を見てみよう！▶

①P波がない、②f波がある、③RR間隔が不規則。

　f波はV₁で最も確認しやすいが、確認できない場合もある。f波が確認できなくても、①と③の所見がそろえばAFと診断する。

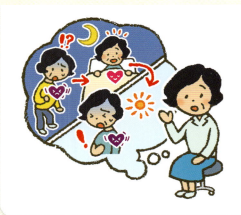

> 患者さんの症状はどうだろう？
>
> 患者さんより、「昨日の夜に突然ドキドキしました。寝る前にピタッと止まりましたが、今朝からまた始まりました」とのことから、有症候性発作性AFが考えられる。

経過観察・アセスメントでは何をチェックする？

まずはAFによる症状があるかを確認します。動悸を訴える患者さんもいれば、無症状の患者さんもいます。次に、AFによって心不全を呈しているかを確認します。心不全徴候（体重増加、下腿浮腫、頸静脈怒張、労作時息切れなど）がないかの確認です。

さらには、AFによる脳梗塞リスクを評価していきます。CHADS₂スコア（p.182参照）が1点以上であれば抗凝固療法を検討する必要があります。

この不整脈はココがポイント

 AFは、心房に多数のリエントリーまたは興奮発生部位が生じることにより発生

多数のリエントリーまたは興奮発生部位により心房筋は細かくふるえ、心房が細動する状態となります。この無秩序な心房電位は心電図上ではf波として記録され、頻度は350回/min以上に至ります。

f波は右心房に最も近い誘導であるV₁で最も大きく記録されることが多い

これらの非常に多くの電気的興奮が房室結節に殺到すると、その大部分はブロックされ、一部だけが心室へ伝導されます。しかし、f波を規則正しく心室へ伝導させることはできないため、心室の興奮として現れるRR間隔は不規則となります（絶対不整脈）。

AFではRR間隔が不規則になることが非常に特徴的

　AFは触診にて診断できる数少ない不整脈の1つです。なお、心房細動時の心拍数は、f波が心室へどれだけ伝導されるかによって決まり、心室応答とよばれています。

MEMO

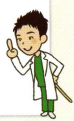

❹ 心房粗動（AFL）

❗ この患者さんはこうなっている！

症例

70歳代男性。動悸を主訴に外来を受診した。

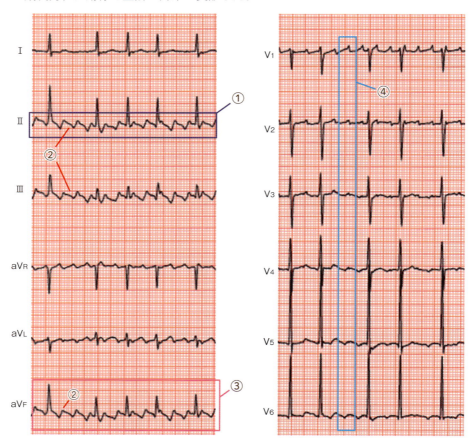

心電図の波形を見てみよう！

①P波は認めない、②Ⅱ・Ⅲ・aV_Fで規則的なノコギリ波（鋸歯状のF波）を認める、③房室伝導比はさまざまである。④F波はV₁で陽性、V₅〜V₆で陰性（通常型を示唆）。

この心電図は経過観察orアセスメント　第4章

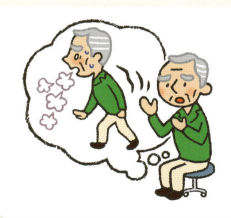

> **患者さんの症状はどうだろう？**
>
> 患者さんより、「数日前から動悸がします。少し動くだけで息があがってしまいます」とのこと。

経過観察・アセスメントでは何をチェックする？

　AFLの伝導比が1：1や2：1と速い場合は、血行動態が不安定になることがあります。まずはバイタルサインを評価し、意識レベルの低下や血圧低下を認めた場合はただちに医師に報告しましょう。

　薬物療法にて停止することは少なく、電気的除細動を行うことが多いため、電気的除細動を行える準備をしましょう。具体的には、静脈麻酔を行うための静脈ルート確保、静脈麻酔（チオペンタール〔ラボナール®〕、ミダゾラム〔ドルミカム®〕など）、モニター、除細動器、酸素マスクなどが必要です。

この不整脈はココがポイント

AFLは心房内を大きく回るリエントリー（マクロリエントリー）によって生じる

■通常型心房粗動の場合

　リエントリーの興奮頻度は、250〜350回/minと定義されています。最も頻度が多いAFLは通常型心房粗動（common type AFL）とよばれ、右心房内を反時計方向に回るマクロリエントリーが原因です。この場合、F波はⅡ・Ⅲ・aV$_F$で上がり成分が急峻で、下り成分がゆるやかなノコギリ波形となり、胸部誘導ではV$_1$で陽性、V$_5$〜V$_6$で陰性となります。このパターンであれば、common type AFLと判断します。

■common type AFLの所見がない場合

12誘導心電図にて、典型的なcommon type AFLの所見がない場合、マクロリエントリーが左心房内に存在する可能性が考慮されます。例えば、F波が前胸部誘導（V₁～V₆）すべてで陽性である場合は左房起源が強く疑われ、カテーテルアブレーションの際に、右房アプローチだけではなく、左房アプローチが必要となることが多く、手術リスクが変わってきます。

ポイント2 AFLは治療を要する不整脈

放っておくと低血圧や心不全をきたすので、治療介入が必要です。薬剤にて停止する可能性は高くなく、電気的除細動を要することが多いです。また、根治術としてはカテーテルアブレーションを検討します。

ポイント3 特に2：1伝導のAFLでは、F波の同定が困難なことがあり、時にPSVTのように見える

PSVTとの鑑別には副交感神経刺激（頚動脈洞マッサージなど）やATP静注が有効です。特に、ATP静注によって房室伝導を抑制することで、AFLであればF波のみが残り、PSVTの場合は停止することが多いです。

ポイント4 AFLでは伝導比が1：1となることがある

その場合の心拍数はF波と同じ（250～350回/min）となり、しばしばQRS波の幅が広くなるため（副伝導路が存在し、それを順行性に伝導する症例や、変行伝導を伴う症例）、VTと見間違えることがあります。

⑤ 上室期外収縮（PAC）

❗ この患者さんはこうなっている！

症例
50歳代女性。脈が飛ぶ感じがあり外来を受診した。

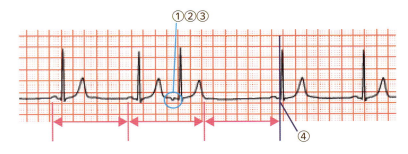

心電図の波形を見てみよう！

①予定よりも早期に正常と異なるP'波が出現、②P'波の形は通常のP波とは異なる、③RR間隔が短縮する、④P'波の出現によって洞結節がリセットされるため、次の正常P波は直近のPP間隔の2倍よりも早期に出現する（不完全代償休止期）。

洞性P波がリセットされなければ、本来この時点で正常P波が出現する。

患者さんの症状はどうだろう？

患者さんより、「昔からあるのですが、特に誘因なく脈が飛ぶことがあります」とのこと。

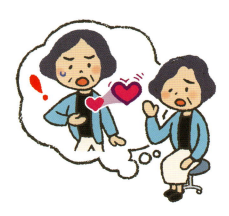

経過観察・アセスメントでは何をチェックする？

PACの場合、一般的にバイタルサインは安定していることがほとんどです。症状を伴うかを確認しましょう。また、PACが単発なのか多発するのか、頻度が多いか少ないかを確認するためにモニター監視は有用です。モニター監視するかを医師に確認しましょう。

この不整脈はココがポイント

ポイント1 PACでは心房または房室接合部から予定された周期よりも早期に刺激が出る（P'波）

正常では洞結節から刺激が出ますが、PACでは予定された時期よりも早期に心房または房室接合部からP'波が出現し、それに続いてQRS波が出現するため、RR間隔はそれまでのRR間隔よりも短縮します。また、心室内の刺激伝導系は正常と同じであり、QRS波は通常は正常時と同じ形になります（変行伝導を伴う場合やblocked PACとなることもあります 図1）。そして洞結節はP'波の出現によりリセットされるため、PACを挟むP波の間隔は正常PP間隔の2倍以内になります。

一般的に、心房期外収縮と房室接合部期外収縮 図2 の鑑別は難しいことが多く、まとめてPACとよばれます。

ポイント2 PACは単発であれば、基本的に経過観察

器質的心疾患があるかを確認し、認めなければ経過観察となります。

ポイント3 P'波に続くQRS波は3パターンあり

P'波の出現時に、心室筋が（右脚、左脚ともに）不応期から脱している場合は、それに続くQRS波は通常のQRS波と同じになります 図1ⓐ。

P'波の出現時に、心室筋が一部不応期から脱していない場合（一般的に、右脚は左脚よりも不応期が長く、まずは左脚が不応期から脱します）、それに続くQRS波は（右）脚ブロック波形となることが多いです 図1ⓑ。変行伝導を伴うPACといいます。

blocked PACは、P'波の出現時に、心室筋が（右脚、左脚ともに）不応期から脱していない場合、その興奮は心室へは伝わらず、P'波の後にQRS波が生じなくなります 図1ⓒ。

この心電図は経過観察orアセスメント 第4章

ⓐ 通常のPAC

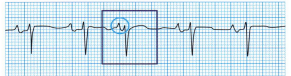

P'波（○）に続くQRS波の幅はnarrow

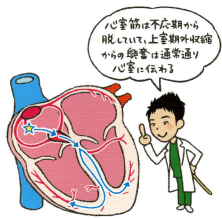

心室筋は不応期から脱していて、上室期外収縮からの興奮は通常通り心室に伝わる

ⓑ 変行伝導を伴うPAC

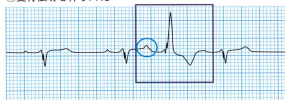

P'波（○）に続くQRS波の幅はwide（右脚ブロック型）

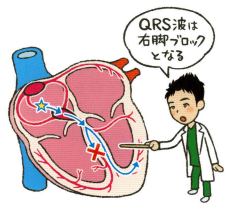

QRS波は右脚ブロックとなる

右脚がまだ不応期

ⓒ blocked PAC

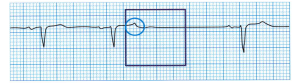

P'波（○）に続くQRS波はない

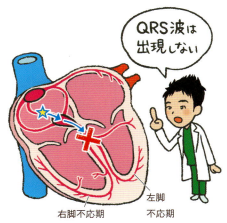

QRS波は出現しない

右脚不応期　左脚不応期

図1 PACの3パターン

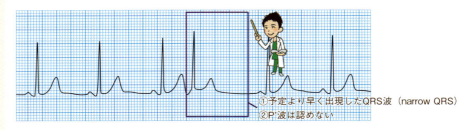

図2 房室接合部期外収縮（P'波を認めないPAC）

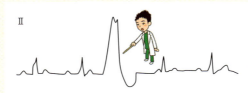

図3 流出路起源のPVC

ポイント4 変行伝導を伴うPACはQRS波の幅が広く（3マス以上）、しばしば心室期外収縮（PVC）と鑑別が難しい

●PACの特徴

変行伝導を伴うPACは、あくまでもPACなので、次の特徴があります。
①先行するP'波がある。
②Initial vector（最初の立ち上がりの方向）が正常QRS波と同じ。
③多くは右脚ブロック型。
④洞結節はP'波によってリセットされる。

●PVCとの鑑別ポイント

多くはPACの特徴でPVCと鑑別することが可能ですが、変行伝導を伴うPACでは先行するP'波がはっきりわからない症例もあり、その場合は鑑別がさらに難しくなります。その場合の鑑別のポイントは、次の通りです。
①Initial vectorが異なれば、それはPVC。
②左脚ブロック型であれば、それはPVCの可能性が高い。
③洞結節がリセットされていれば、それはPAC（変行伝導）の可能性が高い。
　＊PVCでも逆行性伝導（逆行性P波）を伴えば洞結節はリセットされることがある。
④期外収縮出現の直前のRR間隔が長い状況で、かつ短い間隔で出現した期外収縮であればPAC（変行伝導）の可能性を考慮する。
⑤Ⅱ誘導で通常のQRS波よりも明らかに高い下方軸のwide QRSの場合（**図3**）、房室結節よりも高い位置すなわち流出路起源のPVCの可能性を考慮する。

心室期外収縮（PVC）

この患者さんはこうなっている！

症例

30歳代男性。健診で心電図異常を指摘され、外来を受診した。

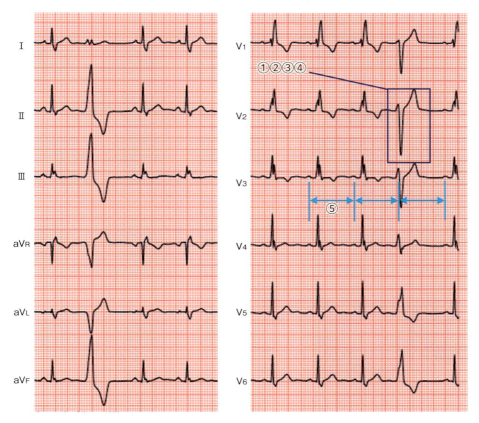

心電図の波形を見てみよう！

①予定より早期にQRS波が出現する、②先行するP'波はない、③QRS波の幅は広く（3mm以上）、④QRS波とT波は逆向きとなる、⑤通常、洞結節はリセットされないのでPP間隔は保たれる。

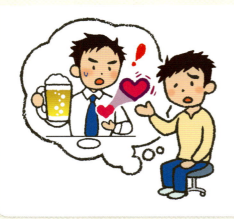

> **患者さんの症状はどうだろう？**
>
> 患者さんより、「たまにドキッとすることがあります。お酒を飲んだときに増えるような気がします」とのこと。

経過観察・アセスメントでは何をチェックする？

　PVCでは、器質的心疾患が隠れている場合があります。身体所見（特に心雑音の有無）、血液検査、胸部X線、心エコー検査を確認し、器質的心疾患の有無を確認しましょう。特に疑わしい場合は、運動負荷心電図検査、冠動脈CT、心臓MRI、冠動脈カテーテル検査などを検討します。

　また、PVCが単発なのか多発するのか、頻度が多いか少ないかを確認するためにモニター監視は有用です。モニター監視するかを医師に確認しましょう。

この不整脈はココがポイント

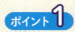 **PVCでは予定された周期よりも早期に心室から刺激が出る**

　正常では洞結節から刺激が出ますが、PVCでは早期に心室から刺激が出るため、その電気の伝導は通常の刺激伝導路とは異なります。QRS波の幅は広くなり（3マス以上）、それに続くT波は逆方向に出現します。

 PACと同様に器質的心疾患がなく、単発であれば経過観察可能

　PVCは単発であれば健常者でも見られるので、経過観察が可能ですが、次の場合は注意が必要です。それは器質的心疾患を伴う場合や、多源性PVC、PVCの連発、R on T型PVCの場合です。

この心電図は経過観察 or アセスメント　第4章

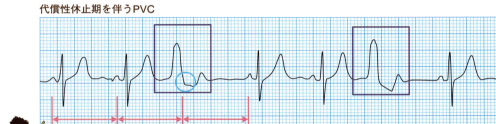

代償性休止期を伴うPVC

PVC直後に見えるP波（○）は正常P波。そのため、洞結節はリセットされていない
→PVCを挟むPP間隔は、直前のPP間隔の2倍となる　2×PP①＝PP②＋PP③
＊時にPVCが逆行性に心房に伝導（逆行性P波）することがあり、その場合は洞結節がリセットされる
→その場合は、PVCを挟むPP間隔は、直前のPP間隔の2倍よりも短くなる
　2×PP①＞PP②＋PP③

間入性PVC

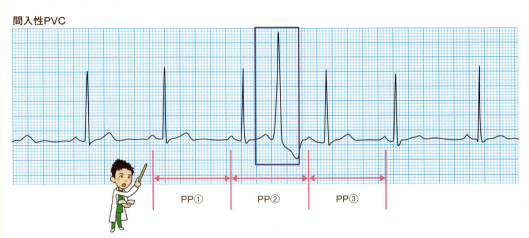

通常の収縮の間にPVCが入り込み、洞結節はリセットされない
PP①＝PP②＝PP③

図1 代償性休止期を伴うPVCと間入性PVC

ポイント3　PVCでは先行するP'波は認めないため、仮に先行するP'波を認める場合は変行伝導を伴うPACの可能性がある

　　　PVCと変行伝導を伴うPACの鑑別に関しては、「⑤上室期外収縮（PAC）」（p.206）で述べた通りです。そのほか、PVCには代償性休止期を伴うPVCや間入性PVCがあります　図1　。

❼ 1度房室ブロック

❗ この患者さんはこうなっている！

症例

　60歳代女性。症状なし。健診で以前より心電図異常を指摘されているが経過観察となっている。

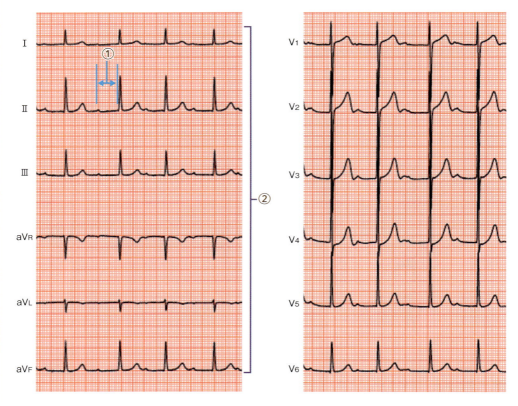

心電図の波形を見てみよう！

　①PQ間隔が延長（5マス以上）、②すべてのP波がQRS波と1対で出現する（QRS波の脱落がない）。

この心電図は経過観察 or アセスメント　第4章

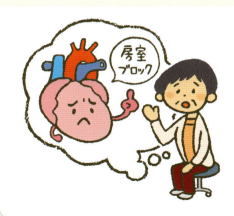

> 患者さんの症状はどうだろう？

患者さんより、「前から房室ブロックがあると言われていますが、様子を見てよいと言われています」とのこと。

経過観察・アセスメントでは何をチェックする？

1度房室ブロックは健診で指摘され、経過観察となっていることがほとんどです。以前の12誘導心電図がある場合は必ず比較をして大きな変化がないかを確認しましょう。また、新規に1度房室ブロックを認めている場合は、めまい、失神、心不全徴候の有無を確認し、医師に報告しましょう。

この不整脈はココがポイント

ポイント1　1度房室ブロックは、房室伝導の遅れでPQ間隔が延長した状態

心房の興奮が心室に伝わるまでを房室伝導時間といい、心電図ではPQ間隔のことをいいます。1度房室ブロックは、房室伝導の遅延によりPQ間隔が延長した状態です。P波の後には必ずQRS波が続き、すべてのP波とQRS波が1対で出現しています（QRS波の脱落がありません）。

ポイント2　1度房室ブロックを認めた場合、以前より指摘されているようなら経過観察が可能なことがほとんど

以前より1度房室ブロックを指摘されているなら経過観察が可能ですが、新規に1度房室ブロックを認めた場合は伝導障害をきたす病態が潜んでいる可能性があり注意が必要です。例えば、2枝ブロックを認めていた症例で、新規に1度房室ブロックを認めた場合は、今後完全房室ブロックに移行する可能性が高く注意が必要です。

8

2度房室ブロック（ウェンケバッハ型）

! この患者さんはこうなっている！

症例

80歳代男性。高血圧症で外来フォローアップ中。定期フォローアップのため12誘導心電図を施行した。

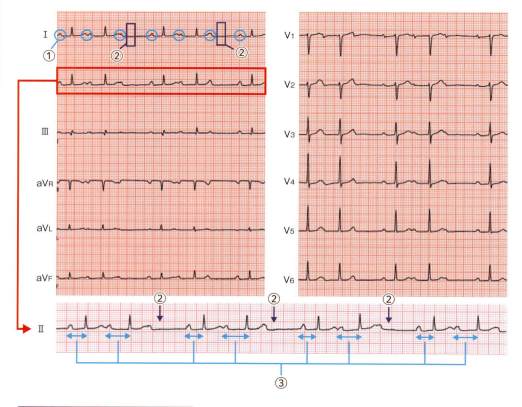

心電図の波形を見てみよう！

①洞性P波は通常通り出現、②QRS波が間欠的に脱落、③PQ間隔が徐々に延長し、QRS波が脱落するため、「脱落した直前のPQ間隔＞脱落した直後のPQ間隔」となる。

212　HEART nursing 2019 秋季増刊

この心電図は経過観察 or アセスメント 第4章

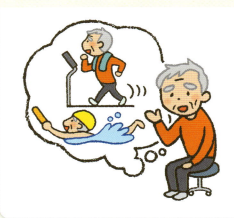

> 患者さんの症状はどうだろう？

患者さんより、「特に症状はないです。今でもジムでウォーキングや水泳をしています」とのこと。

経過観察・アセスメントでは何をチェックする？

2度房室ブロックを認めた場合、まずは徐脈による症状があるかを確認します。すなわち、めまい、失神、心不全徴候の有無を聴取しましょう。また、長時間の波形記録が診断に有用な場合が多く、モニター監視とすることが多いです。これらの症状の有無を報告し、モニター監視するかを医師に確認しましょう。

ウェンケバッハ型と診断された場合、運動による心房レートの上昇によって伝導比が回復することを、モニターまたは運動負荷心電図検査にて確認できれば、経過観察が可能となります。

この不整脈はココがポイント

2度房室ブロックは、P波に対してQRS波が間欠的に脱落する状態です。ウェンケバッハ型とモビッツⅡ型に分類されます。

ポイント1 ウェンケバッハ型では、PQ間隔が徐々に延長し、やがてQRS波が脱落する

ウェンケバッハ型は、PQ間隔が徐々に延長し、QRS波がその後脱落しますが、QRS波の脱落後は再びPQ間隔が元の長さになり、同様のサイクルを繰り返します。この伝導ブロックは房室結節内で生じます。

ポイント2 ウェンケバッハ型は、迷走神経緊張と関連しているので洞徐脈のときに生じやすい傾向

多くは運動などで心拍数が増加すると伝導性が回復し、洞徐脈のときに生じた場合は重症化することは少なく、基本的には無治療で経過観察が可能です。

MEMO

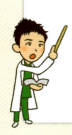

2度房室ブロック（モビッツⅡ型）

!　この患者さんはこうなっている！

症例▶

60歳代女性。健診で心電図異常を指摘され、外来を受診した。

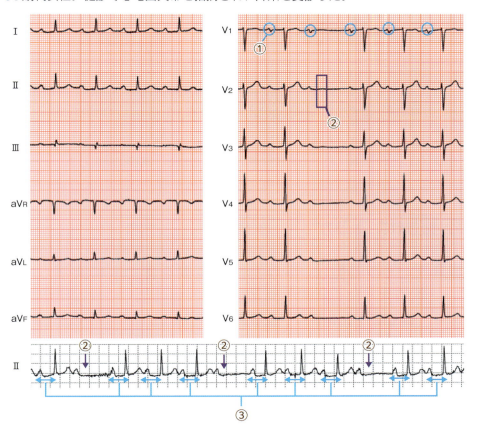

心電図の波形を見てみよう！▶

①洞性P波は通常通り出現、②QRS波が突然脱落、③脱落した前後のPQ間隔は同じ。

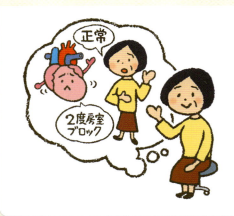

> **患者さんの症状はどうだろう？**
>
> 患者さんより、「特に症状はないです」とのこと。

経過観察・アセスメントでは何をチェックする？

モビッツⅡ型と診断された場合、原則入院でのモニター監視が必要となります。徐脈による症状（めまい、失神、心不全徴候）がないかを確認し、医師に報告しましょう。

この不整脈はココがポイント

 モビッツⅡ型は、PQ間隔の変動を伴わずに突然QRS波の脱落をきたす2度房室ブロック

■ **モビッツⅡ型は予後不良な不整脈**

モビッツⅡ型の伝導ブロックはウェンケバッハ型とは違い、房室結節よりも下のヒス-プルキンエ系にあり、運動では回復せず、むしろ心房レートの上昇によりブロックが悪化します。より高度なブロックへ発展する可能性があり、予後不良な不整脈です。

■ **モビッツⅡ型は心房レートの上昇で生じやすくなる**

ウェンケバッハ型は、前述の通り、迷走神経緊張と関連しているため洞徐脈のときに起こりやすく、運動にて心房レートが上昇するとブロックは改善しやすいです。それに対して、モビッツⅡ型ではむしろ運動にて心房レートが上昇するとブロックが悪化します。つまり、ウェンケバッハ型は心房レートが低下したときに生じやすく、モビッツⅡ型は心房レートが上昇したときに生じやすくなります。2度房室ブロックでは心房レートをチェックすることも重要なポイントとなります。

この心電図は経過観察 or アセスメント　第4章

ポイント2　徐脈による症状があるときはペースメーカーの適応

　失神やめまいなど、徐脈による症状がある場合は、ペースメーカーの適応となるため、モビッツⅡ型を認めた場合は、医師へ報告しましょう。

MEMO

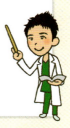

10 2：1房室ブロック

⚠ この患者さんはこうなっている！

症例▶

70歳代女性。失神、めまいの精査目的に外来を受診した。

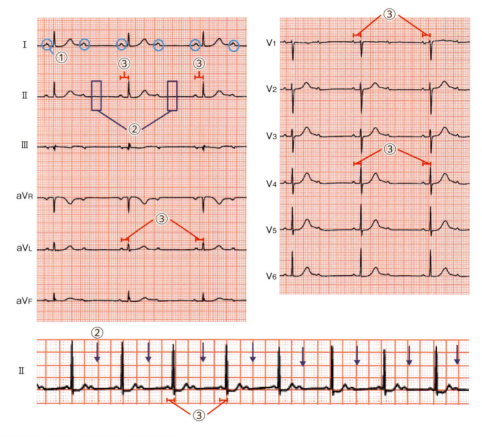

心電図の波形を見てみよう！▶

①洞性P波は通常通り出現、②QRS波は2回に1回脱落する、③伝導されているPQ間隔は一定。

この心電図は経過観察 or アセスメント　第4章

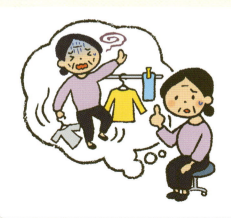

▶ 患者さんの症状はどうだろう？

患者さんより、「洗濯物を干しているときにめまいがあり、倒れました。夫には数秒で意識が戻ったと言われました」とのこと。

経過観察・アセスメントでは何をチェックする？

２：１房室ブロックでは、モビッツⅡ型２度房室ブロックに準じた対応が必要となります。よって、原則入院でのモニター監視となります。徐脈による症状（めまい、失神、心不全徴候）を確認し、医師に報告しましょう。

この不整脈はココがポイント

ポイント1　２度房室ブロックのうち、房室伝導が２：１の場合を特に２：１房室ブロックという

２：１房室ブロックの場合、ウェンケバッハ型とモビッツⅡ型を鑑別するのは困難です。２：１房室ブロックを認めた場合、モビッツⅡ型と同様に高度なブロックへ発展する可能性があります。モニター監視とし、速やかに医師に報告しましょう。

ポイント2　２：１房室ブロックは、時にblocked PACの２段脈と見間違える可能性がある

２：１房室ブロックではP波は通常通りなのですべて同じ形ですが、blocked PACではP波とP'波があり、P波の形が異なることで鑑別できます。

⑪ ブルガダ症候群
（coved型 type1/saddle back型 type2）

❗ coved型type1の患者さんはこうなっている！

症例 ▶ 30歳代男性。健診で心電図異常を指摘され、外来を受診した。

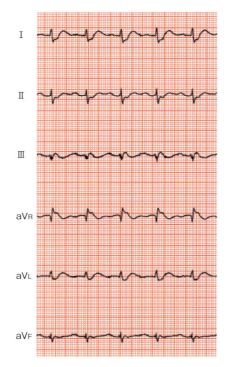
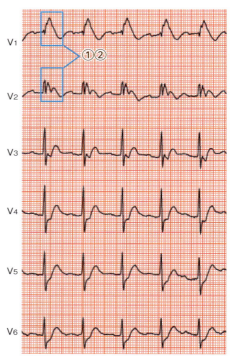

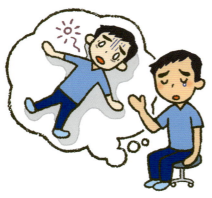

心電図の波形を見てみよう！ ▶

V₁～V₂（V₃）で①右脚ブロック様のQRS波、②ST上昇で、coved型（ST上昇後に陰性T波）を示す。

患者さんの症状はどうだろう？ ▶

患者さんより、「過去に3回、失神したことがあります。父が40歳のときに突然亡くなりました」とのことから、有症候性ブルガダ症候群が考えられる。

この心電図は経過観察orアセスメント 第4章

⚠️ saddle back型type2の患者さんはこうなっている！

症例▶

52歳男性。20歳代の頃に、健診で心電図異常を指摘された。そのときに心臓の精査を行ったものの異常はなく、失神歴や突然死の家族歴がないことを説明したら、経過観察でよいと言われた。

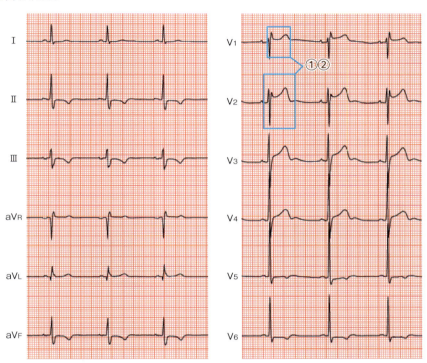

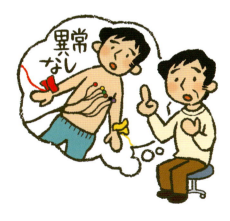

心電図の波形を見てみよう！▶

V₁～V₂（V₃）で①右脚ブロック様のQRS波、②ST上昇で、saddle back型（ST上昇後に陰性T波とならず再上昇する）を示す。

患者さんの症状はどうだろう？▶

患者さんより、「今も特に失神などはありません」とのこと。

経過観察・アセスメントでは何をチェックする？

ブルガダ症候群では突然死リスクを評価することが最も重要です。特に、①失神の既往、②突然死の家族歴の2点は必ず聴取しましょう。通常、バイタルサインや身体所見に特記すべき所見はありません。

この不整脈はココがポイント

ポイント1 ブルガダ症候群は1992年にブルガダらによって報告

ブルガダ症候群の心電図所見を認めた場合は、致死性不整脈（VF）を呈し、突然死につながる可能性が指摘されています。

ブルガダ症候群の場合、その特徴的な波形は日内変動や日差変動があり、特にVF発作の直前、直後には波形が増悪することがあります 図1。

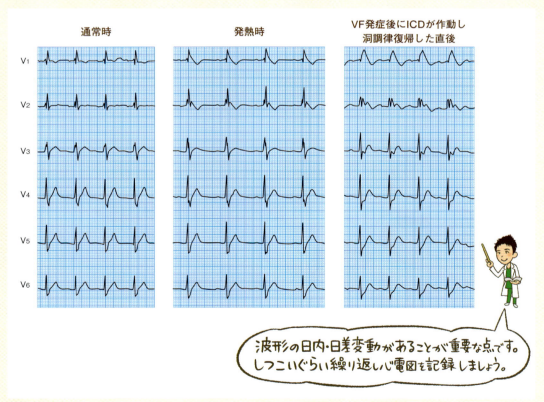

波形の日内・日差変動があることが重要な点です。しつこいぐらい繰り返し心電図を記録しましょう。

図1 波形の変動

この心電図は経過観察 or アセスメント　第4章

ポイント2　心電図では coved 型 type1 をブルガダ症候群と診断

　　心電図所見は coved 型 type1 と saddle back 型 type2、type3 に分類され、特に coved 型 type1 を認める例をブルガダ症候群と診断します。saddle back 型のみの場合は、ブルガダ症候群とは診断せず、ブルガダ型心電図ということが多いです。

ポイント3　治療目的は、致死性不整脈による突然死の予防

　　日本循環器学会のガイドライン[1] では、coved 型 type1 を認め、かつ主所見（①原因不明の心停止、心室細動、多形性心室頻拍が確認されている、②夜間苦悶様呼吸がある、③不整脈原性が疑われる失神、④機序や原因が不明の失神）のうち1項目でも認める場合を有症候性ブルガダ症候群と診断し、ICDの適応を考慮する必要があります。

引用・参考文献

1)　不整脈非薬物治療ガイドライン（2018年改訂版）．日本循環器学会／日本不整脈心電学会合同ガイドライン．2019．http://www.j-circ.or.jp/guideline/pdf/JCS2018_kurita_nogami.pdf

⑫ (後天性) QT延長症候群 (たこつぼ心筋症)

❗ この患者さんはこうなっている！

症例
80歳代女性。胸痛で受診した。

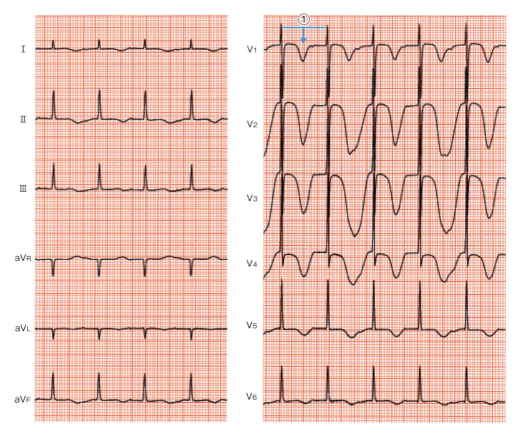

心電図の波形を見てみよう！

①QT間隔がRR間隔の半分よりも長い、QTc間隔480msec以上は明らかな異常（782msec）。

この心電図は経過観察 or アセスメント　第4章

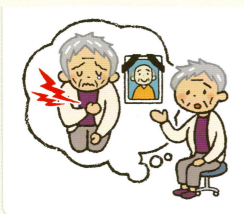

> 患者さんの症状はどうだろう？

患者さんより、「数日前に夫が亡くなり精神的に疲れていました。胸が痛いし、苦しく非常につらいです」とのことから、たこつぼ心筋症によるQT延長が考えられる。

経過観察・アセスメントでは何をチェックする？

QT延長で問題となるのは、致死性不整脈のリスクとなっていることです。必ずモニター監視としましょう。また、QT間隔は経過とともに変動します。特にたこつぼ心筋症では、発症早期から徐々にQT延長となって、急性期離脱後に徐々にQT間隔も改善していきます。可能であれば毎日12誘導心電図をとり、QT間隔を測定しましょう。

この不整脈はココがポイント

ポイント1　QT間隔は心室筋の脱分極から再分極までの一連の時間を反映

QT間隔は心室筋の不応期を反映する重要な指標になります。ただし、QT間隔は心拍数によって変動するため、実臨床では心拍数により補正したQTc間隔を測定しています。

QTc間隔はBazettの式（$QTc = QT/\sqrt{RR}$）を用いて測定します。QTc間隔の正常上限は女性では460msec、男性では440msecとされ、480msec以上あれば明らかな異常と判断します。

ポイント2　QT延長症候群には先天性と後天性がある

先天性QT延長症候群は、心筋細胞膜のイオンチャネルの遺伝子異常が原因で起こる疾患です。

後天性QT延長症候群は、何らかの原因によってQT延長をきたす疾患です。原因として、薬剤性（特に抗不整脈薬）、徐脈、電解質異常（特に低カリウム〔K〕

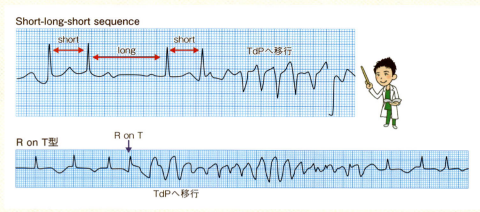

図1 たこつぼ心筋症の心電図

血症、低カルシウム血症）、心筋虚血、たこつぼ心筋症などがあります。例えば、抗不整脈薬内服中の高齢者が下痢・脱水を認めた場合、下痢による低K血症に加え、脱水による腎機能増悪によって抗不整脈薬の排泄が減り血中濃度が増加することで、著明なQT延長をきたすことがあります。

ポイント3 本例は、たこつぼ心筋症による著明なQT延長を呈した症例

　たこつぼ心筋症は精神的・身体的ストレスを誘因として発症する心尖部の一過性壁運動低下を呈する疾患です。症状や心電図変化は急性心筋梗塞と類似していますが、冠動脈に有意狭窄がなく、心電図変化や壁運動異常の範囲も血管支配領域と一致しないのが特徴です。

　また、心電図は日に日に変化し、特に発症から数日・数週間はQT間隔が徐々に延長し、QT延長に伴う多形性VT（TdP）やVFをきたすことがあるので、慎重なモニター監視が必要となります 図1 。

『12誘導心電図よみ方マスター』と『"ヨ"メディカ』で
心電図の苦手意識を克服！

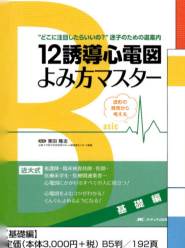

12誘導心電図よみ方マスター

近畿大学医学部 循環器内科（心臓血管センター）教授
栗田 隆志 編著

難しそうで最初から敬遠している人、何度か学ぼうとしたけれど挫折した人、学んでから時間が経って忘れてしまった人。あきらめないで、『基礎編』を手に取ってほしい。正常12誘導心電図の基礎から復習できて、波形の異常から心電図をよみ解くコツもわかるようになる！
一応勉強してみた、基本はわかったつもり、でもまだ身についていない…。そんな人は、ぜひ『トレーニング編』で12誘導心電図トレーニングをはじめよう！よみ解くコツがわかれば、現場で出会う心電図をよむときにも必ず使える。

【基礎編】
定価（本体3,000円＋税）B5判／192頁
ISBN978-4-8404-6524-3
web 302140180

心電図をよむコツがわかる！
ぐんぐんよめるようになる！

【トレーニング編】
定価（本体2,500円＋税）B5判／112頁
ISBN978-4-8404-6525-0
web 302140190

スマホやタブレットでドリル学習
電子ジャーナル"ヨメディカ"で

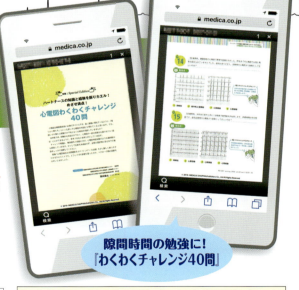

HEART nursing ハートナーシング
2019年3月号

心電図を極めたい方におすすめの記事

特集 Special Edition
ハートナースの知識と経験を振りカエル！めざせ満点！
心電図わくわくチャレンジ40問

電子ジャーナル「"ヨ"メディカ」
PC・タブレット・スマートフォンで『HEARTnursing』バックナンバーがオンラインで読み放題！

まずは、専門誌記事検索で「わくわくチャレンジ40問」を検索！
http://www.medica.co.jp/specialized

ヨメディカ 検索

くわしくはWEBサイトをご覧ください。

隙間時間の勉強に！
『わくわくチャレンジ40問』

● 月額1誌600〜1700円でメディカ専門誌のバックナンバーが*読み放題*のプランです。
● 専門誌のラインナップは25誌、購入は1誌単位です。　※ご契約中の専門誌のみ
● 最新号は発売月の2ヵ月後より閲覧可能です。増刊、別冊は含まれません。
● 動画サービスつきの専門誌は、動画もご契約期間中、閲覧いただけます。
● 新規お申し込みの方限定。1誌目のみお申し込み初月は**無料**でご利用いただけます。
　（2回目以降のお申し込み、または2誌目にはお申し込み初月から有料となります。）
※ご利用の際は必ず「利用規約」と「ご利用にあたって」をご覧ください。

こちらの記事もドリル学習におすすめです！
HEART nursing 2016年6号 特集
読解プロセスですいすいわかる！完全攻略 炎の心電図ドリル50

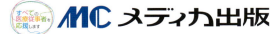

〒532-8588 大阪市淀川区宮原3-4-30 ニッセイ新大阪ビル16F
【お客様センター】 0120-276-591 （またはTEL06-6398-5051）

索引

数字・欧文

1度房室ブロック	73, 210
2：1房室ブロック	218
2相性T波	53
2度房室ブロック	73, 212, 215, 219
12誘導心電図	22, 40
AAI	151, 153
AF	197
AFL	200
AV delay	152, 154
Bazettの式	225
blocked PAC	196, 204, 219
BTS	189
CC5	26, 27
CHADS$_2$スコア	182, 198
CM2	26, 27
CM5	26, 27
common type AFL	201
coved型	51, 98, 220
CS2	26, 27
DAPT	143
DDD	151, 154
f波	44, 197
F波	44, 200
hyperacute T wave	124
incessant VT	165
J波	51
NASA	26, 27
NSVT	165
PAC	203, 208

pause	188
primary PCI	141
PSVT	184, 202
pulseless VT	167
PVC	206, 207
P波	18, 26, 44
P'波	203, 207
QRS波	18, 46
QTc間隔	54, 112, 224
QT延長	54, 224, 174, 112
reciprocal change	98, 127
R on T	54, 158, 208
saddle back型	51, 221
SSS	188
stable VT	167
SVT	167
TdP	54, 112, 173, 226
Torsades de Pointes	54, 112, 173
T波	18, 52, 112, 124, 130
unstable VT	167
VDD	152
VF	160
VT	164
VVI	151, 153, 156
wide QRS tachycardia	164, 176
WPW症候群	70, 88

あ

アーチファクト	61
アデノシン感受性VT	166

アンダーセンシング	——————	157
異常Q波	——— 75, 123, 135,	139
異所性心房調律	——————	63
遺伝性不整脈	——————	161
陰性P波	——————	44
陰性T波	——— 79, 123,	220
陰性U波	——— 53,	111
ウェンケバッハ型	——— 212,	216
右脚・左脚	——————	16
右軸偏位	——— 49, 56,	60
右室梗塞	——— 136,	138
右房拡大	——— 44,	68
オーバーセンシング	——————	157
オズボーン波	——————	51

か

カテーテルアブレーション		
	——— 179, 181, 187,	190
下壁梗塞	——— 135,	138
冠静脈洞調律	——————	63
完全房室ブロック	——— 169,	211
冠動脈	——— 120,	226
間入性PVC	——————	209
偽性心室頻拍	——————	176
気道確保	——————	161
逆行性P波	——— 184,	206
脚ブロック	——— 47,	88
キャリブレーション	——————	40
急性冠症候群	——— 121,	161
急性心筋梗塞	——— 99, 120,	141

急性心膜炎・心筋炎	——————	128
胸骨圧迫	——————	161
胸部誘導	——————	30
経静脈的ペーシング	——————	171
経皮的ペーシング	——————	171
減衰伝導特性	——————	178
ケント束	——————	178
高カリウム血症	——— 102,	115
恒久ペースメーカー	——————	171
抗血小板薬2剤併用療法	——————	143
後天性QT延長症候群	——————	225
広範前壁梗塞	——————	126

さ

再灌流性不整脈	——————	144
細動波	——— 44,	180
左軸偏位	——— 49,	56
左室高電位	——— 47, 78,	103
左室肥大	——— 47, 78,	103
左房拡大	——— 44,	65
左房調律	——————	63
ジギタリス効果	——————	101
四肢誘導	——— 30,	60
持続性VT	——————	165
自動能	——————	17
上室期外収縮	——————	203
上室頻拍	——————	167
除細動	——— 145, 161,	165
徐脈頻脈症候群	——————	189
心筋炎	——————	82

心筋梗塞	33, 41, 76, 97, 120
心室応答	199
心室期外収縮	91, 207, 206
心室細動	144, 158, 160
心室調律	88
心室頻拍	144, 164
心拍出量	14
心房期外収縮	92, 204
心房細動	44, 145, 170, 197
心房粗動	44, 145, 189
心房頻拍	185
心房レート	213, 216
心膜炎	98
随伴症状	100, 122, 193
水平面	30
正常洞調律	18, 56
絶対不整脈	181, 198
前額面	30
前失神	187
センシング	150
センシング不全	156
先天性QT延長症候群	113, 174, 225
前腋窩線	32, 35
前壁中隔梗塞	129
早期後脱分極	55
早期再分極	50, 98
増幅肢誘導	31
促進性心室固有調律	88, 145
側壁梗塞	132
ソコロウ・リオンの基準	47

粗動波	44

た

代償休止期	209
体循環	15
対側性変化	98, 127
多源性PVC	208
たこつぼ心筋症	224
タンポナーデ	47
中腋窩線	32, 35
超急性期T波	124, 130
陳旧性心筋梗塞	76, 96
低カリウム血症	105, 110, 113
低電位	44, 47, 81
低電位差	81
滴状心	44
デルタ波	71, 88, 177
電気軸	48, 56
伝導障害	89, 211
洞結節	16
洞徐脈	189, 194
洞性P波	192, 194, 212
洞停止	44, 136, 189
洞頻脈	44, 192
洞不全症候群	17, 188, 195
洞房ブロック	44, 189
特発性VT	165
時計方向回転	86

な

二次性QT延長 —————— 174
日内変動 ———————— 222
日差変動 ———————— 222
脳血管障害 ——————— 109
脳梗塞 ——————— 182, 198

は

肺循環 ————————— 15
肺性P波 ———————— 44
肺動脈血栓塞栓症 ————— 109
歯磨きVT ———————— 61
反時計方向回転 —————— 83
ヒス束 ———————— 16, 46
標準肢誘導 ——————— 31
頻脈性心房細動 ————— 180
不安定狭心症 —————— 120
副伝導路 ———————— 176
ブルガダ症候群 —— 51, 98, 161, 220
プルキンエ線維 ————— 16, 46
ペーシングスパイク ———— 153
ペーシング不全 ————— 156
ベラパミル感受性VT ———— 166
変行伝導 ———————— 204
房室回帰頻拍 —————— 185
房室結節 ——— 16, 170, 178, 213
房室結節リエントリー頻拍 —— 185
房室接合部期外収縮 ———— 204
房室伝導時間 —————— 211
房室ブロック ——— 17, 136, 170

発作性上室頻拍 ————— 184

ま

マクロリエントリー ———— 201
右側胸部誘導 ———— 133, 139
モニター心電図 ———— 22, 25
モビッツII型 ———— 196, 215

や

有症候性ブルガダ症候群 —— 223
陽性U波 ———————— 53

ら

リエントリー ———— 185, 198
リズムコントロール ———— 182
レートコントロール ——— 146, 182

読者の皆さまへ

　このたびは本増刊をご購読いただき、誠にありがとうございました。HEART nursing 編集室では、今後も皆さまのお役に立てる増刊の刊行をめざしてまいります。つきましては、本書に関する感想・ご提案などがございましたら当編集室までお寄せください。

HEART nursing 2019年秋季増刊（通巻437号）

循環器ナースだからこそ知っておきたい

わかる！ 読める！ ケアにつながる！
モニター＆12 誘導心電図

ハートナーシング
The Japanese Journal of Heart Nursing
2019 年 10 月 20 日発行
定価（本体 4,000 円＋税）
ISBN 978-4-8404-6658-5

乱丁・落丁がありましたら、お取り替えいたします。

無断転載を禁ず

Printed and bound in Japan

■編　　集　　山下武志
■発 行 人　　長谷川素美
■編集担当　　小川志保・鎌塚みさと・鈴木陽子・山川賢治
■編集協力　　綾目 愛
■発 行 所　　株式会社メディカ出版
〒532-8588　大阪市淀川区宮原 3-4-30 ニッセイ新大阪ビル 16F
　電　話　　06-6398-5048（編集）
　　　　　　0120-276-591（お客様センター）
　　　　　　03-5776-1853（広告窓口／総広告代理店
　　　　　　　　　　　　　　株式会社メディカ・アド）

印刷製本　　株式会社廣済堂
URL　　　　https://www.medica.co.jp/m/heartnursing/
E-mail　　　heart@medica.co.jp

●本誌に掲載する著作物の複製権・翻訳権・翻案権・上映権・譲渡権・公衆送信権（送信可能化権を含む）は株式会社メディカ出版が保有します。
● JCOPY ＜（社）出版者著作権管理機構 委託出版物＞
本書の無断複写は著作権法上での例外を除き禁じられています。複写される場合は、そのつど事前に、（社）出版者著作権管理機構（電話：03-5244-5088、FAX：03-5244-5089、e-mail：info@jcopy.or.jp）の許諾を得てください。